CARLO ZUMSTEIN

Reise hinter die Finsternis

Mit Schamanenkraft aus der Depression

WILHELM HEYNE VERLAG
MÜNCHEN

Meinen Ahnen, *Anaru*, allen depressiven Menschen, dem Eisbär, Eliane, den Erlen, der Erde, dem Feuer, meinen Geist-Lehrern und Lehrerinnen, *Horus*, der Luft, Manuel, Michael Harner, Monika, Nikolaus von der Flüh, Paul und Roswitha Uccusic, allen Schamanen, Sandra Ingerman, dem Wasser und dem Wolf.

Das vorliegende Buch ist sorgfältig erarbeitet worden.
Dennoch erfolgen alle Angaben ohne Gewähr.
Weder Autor noch Verlag können für eventuelle
Nachteile oder Schäden, die aus den im Buch gemachten
praktischen Hinweisen resultieren, eine Haftung übernehmen.

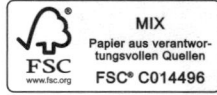

MIX
Papier aus verantwor-
tungsvollen Quellen
FSC® C014496

Verlagsgruppe Random House FSC-DEU-0100
Das FSC®-zertifizierte Papier *Holmen Book Cream*
für dieses Buch liefert Holmen Paper, Hallstavik, Schweden.

Taschenbuchausgabe 03/2011

Printed in Germany 2011
Umschlaggestaltung: Guter Punkt, München
Umschlagmotiv: © apdesign / Shutterstock
Herstellung: Helga Schörnig
Satz: Buch-Werkstatt GmbH, Bad Aibling
Druck und Bindung: GGP Media GmbH, Pößneck
ISBN 978-3-453-70165-6

http://www.heyne.de

HEYNE ❮

Der Autor

Carlo Zumstein, geboren 1948, studierte Psychologie an der Universität Zürich, wo er auch promovierte. Nach einer Weiterbildung zum Psychotherapeuten war er mehrere Jahre in einer psychiatrischen Klinik als Leiter der Suchtbehandlungsstation tätig. Seit 1984 arbeitet er als Psychotherapeut mit eigener Praxis und wendet schamanische Heilrituale bei der Behandlung seelischer und körperlicher Leiden an. 2004 gründete er in der Schweiz die *Foundation for Living Shamanism und Spirituality (FLSS),* die sich für lebendigen, modernen Schamanismus einsetzt. Carlo Zumstein lebt mit seiner Frau und seinen zwei Kindern im Züricher Oberland.

Inhalt

Was nach Vernunft lebt,
lebt gegen den Geist.

Paracelsus

Alles Sichtbare haftet am Unsichtbaren,
das Hörbare am Unhörbaren,
das Fühlbare am Unfühlbaren:
Vielleicht das Denkbare am Undenkbaren.

Novalis

I
Auf der Suche nach Lebenskraft

1. Zwischen Psychotherapie und Psychiatrie

Der dritte Weg

»Ich will endlich wissen, was hinter dem Leben steckt. Kann ich dies in Ihren Seminaren herausfinden?«

Olivia rief aus der Telefonzelle einer psychiatrischen Klinik an. Sie verlangte unser Seminarprogramm.

»Ich habe eben meinen dritten Suizidversuch hinter mir. Es war wieder einmal so weit, dass ich keinen anderen Ausweg mehr fand. Jetzt will ich endlich wissen: Ist da noch etwas hinter dem Leben, das ich hier führe?«

Sie war ruhig. Ich hörte Olivia atmen.

»Ich fühle mich einfach, wie wenn ich nur auf einer dünnen Oberfläche leben würde.« Olivia unterbrach sich wieder, erzählte dann, sie sei 23, habe ihr Studium abgebrochen, obwohl ihre Eltern dagegen seien. Sie könne so nicht mehr weitermachen: »Ich will leben, verstehen Sie! In meinem Alltag funktioniert alles. Aber es ist alles so oberflächlich.«

Olivia schien wieder nach Worten zu suchen, erzählte von ihrer Mutter, deren größte Sorge die Meinung der anderen Leute sei. Das habe sie nicht mehr ausgehalten und sei in eine eigene Wohnung gezogen.

Schließlich fragte sie: »Kann man mit Schamanismus mehr Lebenstiefe finden? Ich bin bei einem Psychotherapeuten in Behandlung und fühle mich eigentlich verstanden. Aber wir kommen nicht weiter. Ich muss selbst einen Weg zu meinen Wurzeln finden.« Unser Gespräch endete abrupt. Olivia wurde von einer Pflegerin zur Medikamenten-Einnahme gerufen.

Ich selbst arbeite seit 15 Jahren als Psychotherapeut mit einem Psychiaterkollegen in einer Gemeinschafts-Praxis in Bülach, einer Kleinstadt nördlich von Zürich. Durch einen vom Schweizer Fernsehen ausgestrahlten Dokumentarfilm ist bekannt geworden, dass ich seit vier Jahren schamanische Heilrituale durchführe. Seither erreichen mich täglich solche Anrufe wie dieser von Olivia. Oft suchen auch Menschen mit körperlichen Leiden schamanische Hilfe. Immer wieder rufen Psychotherapeuten an, um einen ihrer Klienten oder sich selbst für ein Heilritual anzumelden.

Ich bin froh, dass auch viele zu mir kommen, die ausschließlich psychotherapeutische Hilfe wollen. Obwohl Schamanismus mein Leben immer mehr bestimmt, arbeite ich gerne als Psychotherapeut. Für mich sind Psychologie, Medizin und spirituelle Heilmethoden, in die man Schamanismus einordnen kann, gleichwertig. Olivia beklagt sich zwar, dass sie mit Psychotherapie nicht weiterkomme, aber jede dieser drei Heiltraditionen nähert sich aus einer eigenen Perspektive dem Leiden und bietet dem Menschen wertvolle Hilfe zur Heilung an.

Ich werde oft gefragt, ob ich Psychologie und Schamanismus miteinander verbinde. Diese sogenannte Methoden-Integration und ganzheitliche Therapie sind zurzeit sehr populär. Ich halte allerdings eine gute gegenseitige Abgrenzung für die beste Integration. Mein Herz soll sich weiterhin ausschließlich mit dem Blutkreislauf beschäftigen und meine Lungen mit dem Sauerstoffaustausch, gemeinsam sollen sie meinen ganzen Körper mit sauerstoffreichem Blut versorgen.

Was ist eigentlich Schamanismus? Kann er Olivia zu ihren Wurzeln führen, ihr den Zugang zur Lebenstiefe öffnen?

Schamanismus ist die älteste Praxis des Heilens. Ethnologen sagen, dass sich die Spuren des Schamanismus 30 bis 40 000 Jahre zurückverfolgen lassen. Seit jener Zeit unternehmen besondere Menschen Bewusstseins- und Seelenreisen in unsichtbare Wirklichkeiten, wo sie sich mit den Wesenkräften der Pflanzen, Tiere und Elemente, aber auch ihrer Ahnen verbünden. Sie verleihen den Schamanen Heil- und Lebenskraft. Schamanenkraft, die sie den kranken Mitmenschen ihrer Gemeinschaft übergeben.

Schamanen heilen mit spiritueller Kraft. Die Psychologen versuchen, die psychischen Kräfte des Menschen zu beeinflussen. Die Medizin nutzt die biologischen Lebenskräfte.

Professor Michael Harner, amerikanischer Anthropologe, hat während seiner Erforschung des Schamanismus herausgefunden, dass die schamanische Reise eine der Zeit und Raum überdauernden Kerntechniken des Schamanismus ist. Noch heute unternehmen die Schamaninnen und Schamanen überall auf der Welt Reisen zu ihren spirituellen *Verbündeten* in die sogenannte *Nichtalltägliche Wirklichkeit*.

Während seiner Reise erlebt sich der Schamane verbunden mit allem, was ist, mit dem Baum, dem Tier, den Elementen. Eigentlich ist es seine Seele, die sich mit den Seelenkräften anderer Wesen verbindet und die mit ihnen kommunizieren kann. Für die Schamanen lebt das ganze Universum und ist beseelt.

Vielleicht lebten alle Menschen vor der Zivilisation in einer solch paradiesischen Harmonie mit der Welt. Noch heute scheinen wir alle in frühester Kindheit eine solche Phase zu durchlaufen. Darum lebt in uns allen seit Menschengedenken eine Sehnsucht nach jener ursprünglichen Harmonie.

Diese Sehnsucht nach Verbundenheit mit der Alleinheit steckt wahrscheinlich auch hinter Olivias Suche nach Lebenstiefe, nach ihren Wurzeln. Heute sind immer mehr Menschen auf der Suche. Aber wir können nicht einfach in einen archaischen oder frühkindlichen Traumzustand von unbewusster Aufgehobenheit zurückfallen. Unser hoch entwickeltes waches Selbstbewusstsein hindert uns daran. Außerdem haben wir durch die Egozentriertheit in uns selbst den Zugang zu den anderen Wesen der Welt verloren. Die Erde, die Pflanzen, die Tiere scheinen bloß noch seelenlose Gebrauchsgegenstände unserer Selbstverwirklichung zu sein. Plötzlich fühlen wir uns einsam auf dieser Erde. Doch es gibt kein Zurück. Wir können nur nach Wegen suchen, unser Selbstbewusstsein zu transzendieren, über uns hinaus wieder ins Ganze hinein zu öffnen.

Schamanismus ist ein solcher Weg der Bewusstseinsveränderung: ein während vieler Jahrtausende von Frauen und Männern überall auf der Welt praktizierter Weg der Überwindung der Isolierung des Menschen in sich selbst. Viele, die heute beim Schamanismus Zuflucht suchen, wollen zum Leben früherer Zeiten zurückkehren. Daher versuchen sie wie die alten Indianer zu leben oder suchen Anschluss bei den Aborigines im australischen Busch. Ich glaube, die alten Schamanen strebten eher ein Leben außerhalb von Raum und Zeit an. Darin waren und sind sie revolutionär.

Nur der Zusammenbruch des alten Ich öffnet die Tore für ein neues Bewusstsein. Das Alte muss sterben, damit das Neue leben kann. Das ist der ewige Kreislauf des Seins. Die Überwindung des eigenen Ichs kommt einem Durchgang durch Tod und Wiedergeburt gleich. Immer schon war eine schwere Krankheit oder ein Nahtoderlebnis der Durchbruch schamanischer Fähigkeiten, die Initiation, die Einweihung in höheres Wissen. Daher wird oft von Initiationskrankheit gesprochen.

Sind Olivias Depressionen und Selbstmordversuche solche Initiationskrankheiten? Das hängt von Olivia, ihren Angehörigen und ihren Therapeuten ab. Jede Krankheit hat zwar ihre Eigengesetzlichkeit. Doch wir greifen immer in ihren Verlauf ein. Krankheit kann als Defekt oder als eine Art Erneuerung, eine Renovation, verstanden werden. Ein Defekt soll so schnell wie möglich behoben und der alte Zustand wiederhergestellt werden. Und die Renovation? Würde es sich um eine Hausrenovierung handeln, hätten wir zuvor Pläne erstellt. Die eigene Erneuerung, Wandlung aber kommt unerwartet und folgt einem inneren, verborgenen Plan, ruft Unsicherheit und Angst hervor: Habe ich die Kraft, sie durchzustehen, und wer bin ich danach?

Depression gilt bei manchen Experten als schweres, oft chronisch verlaufendes, lebenslanges Leiden. In manchen Büchern wird Depression als Geißel des Volkes, als schwarzes Ungeheuer verschrien, dem nur mit »scharfem Geschütz« beizukommen sei. Depression ein bleibender Defekt: nichts von Wandlung!

In der Regel äußern meine Klienten den Wunsch, wieder so zu sein wie früher: »Ich will wieder der Alte sein!«

Wäre Olivia bei mir in Psychotherapie, hätten wir nach Ursachen ihres Leidens in der Lebensgeschichte, der psychischen Konstitution und der aktuellen Lebenssituation als junge Studentin gesucht. In regelmäßigen Gesprächen würden wir versuchen, alte seelische Belastungen zu verarbeiten und neue Lebensstrategien zu entwickeln. In akuten Depressionsphasen würde sie über meinen Psychiaterkollegen auf dem Hintergrund des biomedizinischen Depressions-Verständnisses zusätzlich Medikamente bekommen, Antidepressiva zur Akut-Behandlung und eventuell Lithium als Langzeit-Prophylaxe.

Ich selbst habe mit zehn Jahren meine erste Depression erlebt. Die Eltern hatten sich nach jahrelangem Streit endlich getrennt. Plötzlich wusste ich während eines Fußballspiels nicht mehr, was der Ball vor meinen Füßen sollte. In der Schule saß ich völlig blockiert vor dem leeren Blatt. Eine Kraft schien mich aus dem Leben zu ziehen, in einen düsteren Zwischenraum, wo Eltern, Geschwister und Freunde unerreichbar waren, wo alles fremd und sinnlos schien und ich selbst erstarrt war.

Damals hat jener Weg begonnen, der heute zur Überzeugung geführt hat, dass auch die Depression wie jede Krankheit ihr eigener Selbstheilungsversuch ist.
Depression ist nicht nur eine psychische und körperliche Fehlfunktion, sondern ein Leiden an der Unfähigkeit der Wandlung. Es ist bekannt, dass wir auf alle Veränderungen im Leben depressiv reagieren, auf Trennung, Verlust, Wechsel von Arbeit und Wohnort, aber auch auf Persönlichkeitswandlungen wie Pubertät und Wechseljahre, dem Klimakterium.

Aber es gibt noch andere Wandlungen, Wesensverwandlungen, Transformationen, Initiationen, wie z. B. der Durchbruch von spirituellen Fähigkeiten, die uns für neue Seiten des Daseins und der Welt des Seins überhaupt öffnen. In diesem Sinne ist Depression die verkannte und verweigerte Initiation, weil so etwas in unserer Zivilisation schlicht unbekannt ist. Dabei sind alle Menschen zur spirituellen Öffnung fähig.

Depression ist aber auch der Verlust und die Suche nach Lebenskraft. Auf dem Lebensweg vieler depressiver Menschen gibt es

Traumata, die ihnen viel Seelenkraft geraubt haben. Es scheint widersinnig, dass die Seele diese Kraft in der Dunkelheit einer Depression sucht. Doch wir Menschen schöpfen unsere Lebenskraft aus zwei Quellen. Wie der Baum strecken wir uns der Sonne entgegen und treiben unsere Wurzeln in die dunkle Erde. Wir aber haben keine materiellen Wurzeln mehr, und auch unsere Instinkte sind erlahmt. Die Erde dreht uns jede Nacht von der Sonne weg in ihren eigenen Schatten, und im Schlaf keimt in unserer Seele neue Lebenskraft auf. Daher zieht sich die kraftlose Seele in die Dunkelheit zurück.

Die Schamanen haben mich gelehrt, mit meiner Seele hinter die Finsternis der depressiven Versenkung zu reisen. Olivia und alle anderen depressiven Menschen haben diese Reise angetreten. Aber noch fehlt ihnen das Wissen der Schamanen, weil wir es im Laufe der Zivilisation verloren haben. Einigen meiner Klientinnen und Klienten habe ich das Wissen der Schamanen weitergegeben. Sie haben die Kraft gefunden, ihre Wandlung zu vollziehen und stehen wieder kraftvoll im Leben.

Dieses Buch ist der Bericht über die Entdeckungsreise zu den Selbstheilungs- und Wandlungskräften der Depression. Weil diese Seite der Depression bisher meist vernachlässigt wurde, habe ich mich ausschließlich darauf konzentriert. Darum ist es ein einseitiges Buch, wie jene, die sich auf die Beschreibung des Kranken der Depression beschränken. Es gibt viel gute Fachliteratur über die verschiedenen Depressionsformen und ihre multidimensionale Behandlung.

Bei der Behandlung von Depression müssen beide Aspekte berücksichtigt werden. Außerdem braucht es gesellschaftliche Aufklärungsarbeit. Dieses Buch soll einen Beitrag dazu leisten. Für mich ist es besonders schmerzlich, hilflos dazustehen, wenn ein depressiver Mensch gleichsam im dunklen Tunnel steht, weder ans Tageslicht zurückzukehren wagt noch ans andere Ende des Tunnels geht, weil er gelernt hat, dass dort nur der Tod lauere, dessen kalten Atem er schon zu spüren glaubt. Wir haben vergessen, dass der Samen des Lebens in der Finsternis des Mutterschoßes und in der Erde keimt.

Aus dieser allgemeinen Todesangst lassen es depressive Menschen immer zu, zur Rückkehr ans Tageslicht gezwungen zu werden, wo sie doch auf dem Weg zur Lebenskraft hinter der Finsternis sind. Auch Therapeuten fühlen sich überfordert, depressive Menschen auf die Reise vorzubereiten und sie dann vertrauensvoll gehenzulassen im Wissen, dass am anderen Ende des Tunnels hilfreiche *Verbündete* warten.

Obwohl dieses Buch ein Versuch ist, Schamanismus auch für unsere seelischen Leiden nutzbar zu machen, muss und kann nicht jeder depressive Mensch ein Schamane werden. Niemand meiner Klientinnen und Klienten praktiziert Schamanismus generell. Die Technik des schamanischen Reisens hinter die Finsternis ist derart universell, dass sie in vielen verschiedenen Formen ausgeführt werden kann. Auf dieselbe Weise reisen wir jede Nacht zu unseren Träumen.

Damit Schamanismus wieder wirklich Eingang findet in unser modernes Alltagsleben, müssen wir ihn von seinen ohnehin abgedorrten ethnologischen Wurzelresten befreien und ihn von dort her neu verstehen, wo er eigentlich wurzelt: in unserer eigenen Seele. Ich nenne diesen Schamanismus Meta-Schamanismus. Damit schlage ich aber nicht einen psychologisch fundierten Schamanismus vor. Meine Seele ist nicht das, was die Psychologie verborgen im Inneren meines Körpers vermutet. Meine Seele kann sehr vieles sein, ein leuchtendes Gestirn wie eine Sonne, die weit hinausstrahlt zu meinen Kraftplätzen in den Bergen und sich vermischt mit dem Leuchten aller anderen Menschen.

Noch immer behandle ich depressive Menschen nach dem heute üblichen multidimensionalen Behandlungsmodell, wo neben verschiedenen Formen der Psychotherapie und medikamentöser Hilfe auch psychosoziale Unterstützung von Angehörigen zum Einsatz kommt. Seit vier Jahren hat sich mit dem Schamanismus eine wichtige Dimension eröffnet, man könnte sie die spirituelle Dimension nennen. Depression ist nicht einfach eine spirituelle Krise, wie dies heute oftmals vereinfachend als Ursache vieler psychischer Leiden postuliert wird. Spirituelle Krisen können aber in die Depression führen.

Ich selbst habe im Schamanismus während der letzten 20 Jahre immer wieder die nötige Lebens- und Überlebenskraft gefunden. Jede schamanische Reise ist eine gewollt durchgestandene »kleine Depression«. Jeder Wandel schließt eine Depression mit ein, darum bin ich bereit und auch gerüstet, sie hinzunehmen.

Im Text eingestreut sind viele Übungen. Ich lade alle ein, diese zu praktizieren, vor allem auch die schamanische Reise. Die erste Reise führt zu einem spirituellen *Verbündeten* in der Nichtalltäglichen Wirklichkeit. Er oder sie ist dann der Lehrer oder die Lehrerin auf dem weiteren spirituellen Weg.

Der Kreis

Viele *Verbündete* der Alltagswirklichkeit haben mir auf meinem schamanischen Weg große Hilfe zuteilwerden lassen. Allen voran

Michael Harner. In den letzten fünf Jahren habe ich viele Stunden von ihm persönlich lernen dürfen. Die von ihm entwickelten Praktiken des sogenannten *Core*-Schamanismus haben mir bei der Überwindung der Depressionen geholfen, sie sind die Werkzeuge der Heilrituale, und sie sind die Grundlage für das spirituelle Verständnis der seelischen Leiden. Sandra Ingerman hat mich in die schamanische Seelenarbeit eingeführt. Sie war die Erste, die neuere psychologische Erkenntnisse über die Seele zur Weiterentwicklung des Schamanismus genutzt hat.

Sie und Michael Harner sind die Einzigen, auf deren Bücher ich mich ausdrücklich beziehe. Bei allem, was ich sonst in diesem Buch schreibe, stütze ich mich auf meine persönliche Erfahrung, die meiner Klienten sowie meiner spirituellen Lehrer.

Zwei Menschen, die mir zu tiefen Erfahrungen und Einsichten ins menschliche Sein verholfen haben, sind Paul und Roswitha Uccusic. Bei ihnen habe ich 1993 mein erstes Basis-Seminar in Core-Schamanismus besucht, sie haben mich zur Teilnahme an den Expeditionen zu den sibirischen Schamanen nach Tuva eingeladen. Sie und die Menschen von Tuva haben mich in einer Tiefenschicht meiner Seele berührt, von der ich keine Ahnung hatte, dass es sie gibt.

Hätte Monika, meine Lebenspartnerin, mich nicht vor über 20 Jahren ermutigt, meine Vorurteile gegen den Schamanismus aufzugeben, weiß ich nicht, wo ich heute wäre. Sie hat Carlos Castanedas Buch *Reise nach Istlan* mit einer solchen Inbrunst gelesen, dass ich nicht anders konnte, als es auch zu lesen und anzuwenden. Als ich *Anaru,* eine meiner *Verbündeten,* bat, mir beim Schreiben dieses Buches zu helfen, warnte sie mich: »Du kannst über unsere Wirklichkeit nur in Metaphern reden. In unserer Welt gibt es nur die Kraft, die Kraft des Universums. Das ist nicht nur eure physikalische Kraft. Ihr könnt Kraft nur an ihren Wirkungen erfahren. Physik ist eine Form, Kraft zu erfahren. Eine andere Form sind die *Metaphern der Kraft.*

Sie sind eure Wirklichkeit, sie sind Inszenierungen der Kraft. Wir *Verbündete*n sind für dich auch Metaphern. Die Metapher deiner Begegnung mit der Kraft des Universums. Du bist ein Mensch, darum fällt es dir leicht, die Kraft dir ähnlich zu sehen. Darum begegnen wir dir als menschliche Wesen, und du sprichst mit uns.

Metaphern sind die Tore zur Erfahrung der Kraft. Symbole wirken in die umgekehrte Richtung, sie sind Bilder der Kraft, sie weisen auf die Bedeutung der Kraft hin. In den Metaphern wird die Kraft wirklich.

Nur wenn die *Metaphern der Kraft* selbst ein Ereignis der Kraft sind, dann sind sie wirklich und wirkungsvoll. Wenn du über deine und unsere gemeinsamen Erfahrungen schreibst, entsteht bei den Leserinnen und den Lesern nur Kraft, wenn sie die Worte als Anweisungen nehmen, die Rituale der Kraft zu praktizieren.«

Der depressive Mensch steht wie ein Kind am Wasser, zerrissen zwischen der Sehnsucht und dem Verbot hineinzuspringen. Erliegt das Kind der Verlockung des Wassers, muss es vor dem Ertrinken gerettet werden. Und die Retter wiederholen das Verbot, und im Kind wächst die Angst vor dem Wasser. Doch es steht wieder am Wasser.

Die Seele der Kinder steigt aus dem Ozean der Unendlichkeit auf die Insel des Alltags. Wir müssen dem Kind helfen, seine Fähigkeit, einzutauchen, wiederzuentdecken.

II
In der Finsternis

2. Begegnung mit dem Tod
und das geschenkte Leben

In wenigen Tagen ist Wintersonnenwende, ein Jahr seit meiner letzten Depression. Seltsame Art der Zeitrechnung, doch um die Sonnenwende vor einem Jahr ist mir ein neues Leben geschenkt worden.

Am 15. November 1997 erstarb innerhalb weniger Stunden das Leben in mir. Es war Dämmerungszeit, ich saß an meinem Schreibtisch und sah aus dem Fenster in den Garten hinaus. Ich liebe die Zeit zwischen Tag und Nacht. Um diese Jahreszeit ist sie kurz. Die von Nebel eingehüllten Gestalten der schlafenden Bäume zogen sich schnell in die Dunkelheit der Nacht zurück. An diesem Tag erlosch das Licht auch in mir, der Winterfrost drang in mich hinein, die Gefühle erstarben, mein Körper erstarrte. Nur mein Bewusstsein war hellwach. Mit klarem Verstand beobachtete ich das Absterben des Lebens in mir und um mich. Mit jedem Atemzug kämpfte ich gegen eine schwerere Last auf meiner Brust. Immer unmöglicher wurde es, den Arm zu heben, um die Schreibtischlampe anzuzünden. Ich blieb im Dunkeln sitzen, wie lange, weiß ich nicht.

Es war, wie wenn eine fremde Macht aus der Dämmerung einen steinernen Mantel über mich gelegt hätte. Die Erstarrung und die Last, die mich auf den Stuhl niederdrückten, konnten unmöglich aus mir selbst kommen. So empfand ich es damals. Mein Denken gehorchte mir noch. Doch meine Auflehnung brachte meine Gedanken zum Rasen, und bald drehten auch sie sich wie von selbst im Kreis.

Jäh stand ich vor einem Abgrund. Die Anstrengungen der letzten 25 Jahre schienen gescheitert. Ich hatte geglaubt, die Finsternis für immer durchstoßen, die Ohnmacht besiegt zu haben. Fehlschlag. Der Boden unter mir löste sich auf, mit dem Gewicht des Steinmantels, zu dem ich selbst nun geworden war, stürzte ich in die Leere.

Das geschenkte Leben dauert nun schon ein Jahr. Ich spüre die Lebenskraft wie ein wärmendes Feuer in mir. Rhythmisch strömt die Luft in mich hinein und wieder hinaus, sie strömt durch jede Pore meines Körpers, macht mich weit und durchlässig, mit allem verbunden, nie zuvor habe ich dies so innig gespürt. Sanft und doch kräftig pulsiert das Blut in mir, ein feuererwärmter Fluss umspült die erdigen Formationen meines Körpers. Neue Lebenskraft hat die steinerne Schwere und Kälte aufgelöst.

Dies ist sicher eine ungewöhnliche Art, das Wiedererwachen des Lebens nach einer Depression zu beschreiben. Früher hätte ich erzählt, wie ich wieder Kontakt zu den Menschen, meiner Arbeit und meiner Umgebung gefunden habe; wieder Energie, Motivation und vor allem Gefühle in mir spüre. Doch in dieser letzten Depression bin ich in eine neue Daseins-Schicht durchgebrochen. Seither erlebe ich das Zusammenspiel der elementaren Lebenskräfte ganz bewusst, ich spüre, wie die Kräfte von Wasser, Feuer, Luft und Erde in mir und mich tanzen zu einer Melodie, die damals immer schwächer geworden war, schließlich ausgesetzt hatte. Nun tanzen wir gemeinsam zu einem neuen Lied der Seele. Es ist ein Tanz, den ich bewusst mittanze – mittanzen muss.

An jenem 15. November verstummte meine Seele, oder ich hörte sie nicht mehr. Für viele Wochen kreiste ich wie ein totes Gestirn irgendwo im All, ohne sichtbare Spuren von menschlichem, tierischem oder pflanzlichem Leben. So fremd war mir das Leben in meiner früher so vertrauten Umgebung geworden. Ich ging jeden Tag zur Arbeit in meine Praxis. Zwischen den wenigen Therapiestunden lag ich da, bat meine *Verbündeten* um Kraft für die nächste Sitzung, oft musste ich sie absagen. Mit letzter Kraft versuchte ich einen normal erscheinenden Tagesrhythmus durchzuhalten. Immer schon habe ich meine Depressionen heimlich durchgestanden. So wollte ich auch diese verbergen. Natürlich sahen meine Frau, die Kinder und auch meine Klienten, dass ich krank war. Die Grippe half mir meine Depression zu verbergen.

Seit früher Jugend war Verbergen meine Überlebensstrategie. Ich weiß nicht, was sie sonst mit mir gemacht hätten. Mit zehn Jahren kam ich mir das erste Mal so seltsam leblos vor. Mit 16 hat mich die Trennung von zu Hause lahmgelegt. Eine Lähmung, die bis zum Ende der Lehrzeit anhielt. Ich hatte Zeit nach Auswegen zu suchen. Ich entdeckte, dass Schlafentzug für kurze Zeit belebend wirkt. Kraft aber brachte ich nur aus dem Schlaf zurück, vor allem als ich auch wieder träumen konnte. In den folgenden Jahren entwickelte ich eine virtuose Technik des Durchwachens und Durchschlafens der Depressionen. Aber der Tod meines jüngeren Bruders stoppte auch mein Leben für lange Zeit.

Seit ich selbst dem Tod begegnet bin, habe ich nichts mehr zu verbergen. Vor einem Jahr hatte mich ein Fieber wie im Feuer verbrannt. Mein Körper war nahezu ausgetrocknet, ich musste um Luft ringen, nur ein schwerer Erdklotz von Körper war noch da. Meine vertrauten Kräfte hatten mich verlassen. Auch mein Bewusstsein blieb als Gefangener hier. Es gab kein Entfliehen. Ich musste den Zerfall des Lebens miterleben. Das Versiegen der Antriebskräfte, das Erlöschen der Gefühle. Ich konnte nichts mehr wollen, mochte weder essen noch schlafen, die Verdauung erlahmte, schließlich versagten auch die Nieren. Und dann in jener Nacht kurz vor Weihnachten – ich lag schlaflos da – presste ein gewaltiges Gewicht meinen Brustkorb zusammen. Eisenringe schnürten immer enger. Es hörte auf zu atmen.

Ich hatte keine Angst. Aber ein unglaublicher Schmerz lähmte mich. Es war, als würde mir das Herz aus dem Leib gerissen. Eine Kraft, die ich an mir nicht kannte, schien sich gegen das Ersticken zu wehren, wollte die Reste der Seele nicht loslassen. Ich hätte meine Hand nicht zu Monika, die neben mir schlief, hinüberstrecken können, auch wenn ich gewollt hätte.

Auf der rechten Seite tauchte plötzlich das helle weiße Licht auf, das langsam näher kam. Ich kannte es seit meiner Kindheit. Damals war ich an der Flanke einer Sandbank immer tiefer unter Wasser gerutscht. Das weiße Todeslicht erfüllte mich mit einer unendlichen Freude. Als mich plötzlich die Hand von Pius, meinem älteren Bruder, packte und hochzog, war ich enttäuscht.

Diesmal war niemand da, der mich zurückhalten wollte. Meine *Verbündeten* hatten sich schon vor Tagen zurückgezogen. *Anaru* hatte mir zu verstehen gegeben, dass ich die Begegnung mit dem Tod alleine durchstehen müsse.

Plötzlich stand alles still. Für die Zeit eines Augenblickes oder einer Unendlichkeit schien ich im Nichts zu sein. Der Schmerz war weg, wenn ich noch war, dann nicht mehr als ein Punkt. Das helle Licht stand direkt vor mir. Dann atmete es wieder. Ich war weder glücklich noch traurig. Die Luft füllte mich wie ein erfrischendes, prickelndes Getränk, das Prickeln schmerzte. Meine Seele war zurückgekommen, und mit ihr das Leben und die Erinnerungen. Aber es ist eine neue Lebensgeschichte, nicht nur angereichert mit vielen längst vergessenen Erlebnissen, sondern wie neu zusammengesetzt, neu bewertet, neu geordnet.

Einige Tage später stand ich nochmals vor dem weißen Licht. Wieder kehrte der Atem zurück. Tags darauf traf ich *Anaru* und die anderen *Verbündeten* wieder. Für sie schien nichts Außergewöhnliches passiert zu sein. Ich war nun sicher, dass ich weiterleben würde. Ich hatte ein Leben geschenkt bekommen, rechtzeitig zu Weihnachten. Ein Leben, zu dem die bewusste Begegnung mit dem Tod gehört. Ein Leben in einer Wirklichkeit, die bis zum hellen Durchgang in den Tod reicht. Nie zuvor hat mich das Zusammensein mit meiner Familie so tief berührt. Ich glaubte, in den Augen der Kinder ihre Seele zu sehen und sie in ihren Stimmen mitsingen zu hören. Es dauerte noch mehr als einen Monat bis sich mein Körper erholt und auf das neue Leben eingestellt hatte.

Begegnung mit der Lebenskraft – die Erlen

Damals mit zehn Jahren wusste ich plötzlich während eines Fußballspiels nicht mehr, was ich mit dem Ball vor meinen Füßen sollte. In der Schule verstand ich den Lehrer nicht mehr, nachts lag ich wach. Fortan wiederholten sich solche Zustände immer wieder. Meine Mutter litt an Depressionen, mein jüngerer Bruder brachte sich mit 21 Jahren um. Über die Vorfahren wurde geschwiegen.

Seit meinem 30. Lebensjahr habe ich mit Hilfe des Schamanismus einen anderen Weg durch die Finsternis gefunden. Heute, weitere zwanzig Jahre später, beginne ich zu verstehen, dass ich nochmals hinter die Finsternis der Depression zurückkehren musste bis zum Licht des Todes. Wie anders wäre ich bereit gewesen, mein gewohntes und gehütetes Ich aufzugeben, mich einem Wandel an der Basis meiner Existenz auszusetzen, eine völlig veränderte Sicht der Wirklichkeit zu akzeptieren. Doch bevor ich mehr dazu sage, will ich von den Erlen erzählen.

Wann immer Josef, mein jüngerer Bruder, und ich einige Stunden Freizeit zugestanden bekamen, verzogen wir uns in die »Laui«, den Wildbach außerhalb des Dorfes, der regelmäßig nach Gewittern große Mengen Steine, Geröll, aber auch ganze Bäume aus den nahen Bergen anschwemmte. Die Laui hatte sich im Laufe der Zeit ein breites Bett erobert. Neben dem Hauptstrom bahnten sich verschiedene Seitenbäche immer wieder neue Wege durchs Geröll. Zu beiden Seiten säumten Schwarzerlen das Bachbett und drängten dicht ans Wasser heran. Für uns war das alles ein wildes Land. Plötzlich lagen riesige Felsbrocken da, wo wir tags zuvor noch im angeschwemmten Sand Höhlen gegraben hatten. Das Rauschen und Tosen versetzte mich in einen Traumzustand.

In den Erlenauen spielten wir mit unseren Spielgefährten Indianer, trugen Revierkämpfe aus, zerstörten einander die Hütten. Natürlich haben wir immer wieder junge Erlen umgehauen, um neue Hütten und Staudämme zu bauen. Nur Pfeilbogen mussten aus Haselstauden hergestellt werden.

Auf dem Heimweg »erwachte« ich jeweils mit dem Gefühl, etwas Wertvolles verloren zu haben. Trotz unseres unbedachten Umganges mit ihnen, fühlte ich mich mit den Erlen befreundet. Sie sind Wesen, die den wilden Kräften des Baches trotzen, selbst voll wilder Kraft. Dicht ineinandergedrängt, zwängen sie sich zwischen den Steinen hervor, klammern sich mit den Wurzeln aneinander fest und trotzen den wilden Wasserfluten. Oft ist der Bach stärker, unterspült sie und reißt sie mit. Vielleicht tanzen sie mit der Kraft des Wassers, vielleicht kämpfen sie, wollen den Bach in sein Bett zurückdrängen.

Erlen sind bescheidene, unbeachtete Pioniere, oft mehr Sträucher als Bäume, mit einer starken wilden Kraft. Nur früh im Frühling machen sie durch einen sanften rötlichen, später gelblichen Schleier ihrer Blüten aufmerksam. Im Herbst fallen die grünen Blätter einfach ab, im Winter stehen sie dunkel, ja schwarz da, darum wohl heißen sie Schwarzerlen. Sie stehen in keinem Garten, machen keine Geschichte. Mir aber haben die Erlen an der »Laui« die Botschaft der Wildnis geschenkt. Ihr herber Geruch weckt bis heute Kraft in mir und die Gewissheit, der Natur nahe zu sein. Die Erlenauen waren meine Heimat, ich suchte Schutz zwischen ihnen, wenn zu Hause wieder Streit war. Heute wachsen Erlen in meinem Garten. Der Gärtner warnte, sie würden alles überwuchern. Sie sind die Boten der Wildnis. Jener Raum der in ungezügelter Harmonie wirkenden Lebenskräfte.

Was haben Erlen mit Depression und Schamanenkraft zu tun? Wenn ich zwischen den Erlen stehe, über ihre Rinde streiche, fühle ich in mir jene Kraft, die ich zum Leben brauche, die ich immer wieder auf meinen Reisen hinter die Finsternis suche. Sie vermitteln die ungestüme, unablässig sich entfaltende und hingebende Lebenskraft. Sie haben eine starke *Keimkraft,* gedeihen im unwirtlichsten Boden; dort, wo noch nichts wächst, entfalten sie Leben. Sie sind Pioniere des Lebens. Ihre Qualität der Kraft brauche ich, um im Leben verankert zu sein. Ihre Kraft ist es, die mir in den Depressionen fehlt: die *Keimkraft des Lebens.* Natürlich steckt sie in jeder Pflanze, jedem Lebewesen. Wir Menschen können diese Kraft verlieren, uns von ihr distanzieren.

In ihrer Nähe öffnet sich in mir eine Schicht meines Wesens, eine Art zu fühlen und bewusst zu sein, die mich in die Schwingungen des Baumwesens und der ganzen Natur einpendeln lässt. Aber die Erlen sind für mich nicht menschenähnliche Baumwesen, sie zeigen mir kein Gesicht, keine Mimik, Gestik, keine Stimme, mit der sie zu mir sprechen. Es ist eine bedingungslose Kraft des Dasein- und Lebenwollens, ja sogar -müssens, eine Art Unausweichlichkeit zu leben, die ich auch in den kleinen braunen flockigen Samen noch *zu spüren* meine.

Wenn ich im Kraftfeld der Erlen stehe, erlebe ich eine Art Ausdehnung und Verlangsamung meines Bewusstseins, ein Enthobensein aus der Zeit. Die Welt um mich verliert ihre harten Konturen, die anderen Bäume, das Wasser, die Steine, aber auch die Menschen erscheinen als Wesen von einer dichten farbigen Energie, und alle sind miteinander verbunden.

Zwischen den Welten – Schwellenkräfte

Die letzte Depression hat mich noch eine Stufe weiter zurückgeworfen. Was ich bisher mit den Erlen erlebt habe, geschieht mir nun auch mit dem Wasser, dem Feuer und der Luft. Ich kann sie einerseits in ihrer materiellen Wirkung und Erscheinungsform erleben, aber auch als Kraft, die mich mit allem und alles miteinander verbindet. Die Elemente haben sich mir als elementare Schwellenkräfte geöffnet. Feuer, Wasser, Luft und Erde sind Kräfte an der Schwelle zwischen stofflicher Erscheinung und »reiner« Kraft. Die Wildnis hat mir ein weiteres Geheimnis preisgegeben.

Seither sitze ich oft am Bach, meine Augen folgen dem vorbeiströmendem Wasser, tanzen mit den Wellen und Strömungslinien mit. Dieser Tanz öffnet den Blick, mit der Zeit folge ich nicht mehr der einzelnen Welle, ich fokussiere nicht mehr, der Blick dringt in die Tiefe des Wassers. Das Wasser hört auf vorbeizufließen. Es ist da. Es strahlt eine Kraft aus, die zu mir hochsteigt, mich einhüllt und in mir fließt. Ich spiele mit den zwei Arten des Sehens des Wassers als dahinfließende Substanz und als anwesende Kraft. Ich weiß nicht, ob ich auch mit verschiedenen Augen sehe. Immer wieder lasse ich mich vom Wasser über die Schwelle zwischen den zwei Wirklichkeiten hin- und zurückführen.

Ich höre das Wasser kommen und höre es wegfließen, dazwischen öffnet sich ein Spalt in der Welt, eine andere Wirklichkeit taucht auf, farbig wogende Lichtströme, die über die Ufer des Flusses hinausquellen, die Steine und Bäume in Kraftspiralen auflösen, in mir selbst starke Kraftströmungen auslösen. Die Erlen haben starke Gefühle ausgelöst, Freude, Wärme und Verbundenheit. Wasser scheint als »reine«, leuchtende Kraft unbewegt von Gefühlen. Umso stärker erlebe ich mich buchstäblich in der Kraft des Wassers aufgehoben, in sie hinein aufgelöst und gleichzeitig fähig, meine Seele zu Bäumen am Flussufer hinein auszudehnen, auf die Felder hinaus, bis hin zu den nahen Hügeln.

Die Begegnung mit dem Tod hat mich geöffnet, mit dem Wasser über die Schwelle zwischen physikalischer Kraft und reiner, immaterieller Kraft hin- und zurückzugehen. Ich kann Wasser als Fluss dahinfließen sehen, der meine Haut benetzt und kühlt, meine Hand mitreißt, oder ich kann Wasser als zeit- und raumlose Kraft erleben, in der ich aufgehoben und mit allem verbunden bin.

In diesen beiden Aspekten nehme ich auch das Feuer wahr: als lodernde, vielfarbige, funkensprühende Flammen, die das Holz verzehren, oder als Leuchten. Dieses Leuchten ist aber nicht das

Licht der Sonne, schon gar nicht das Licht von Lampen. Das Feuer als Leuchten der Kraft leuchtet in und aus jedem Menschen, es leuchtet aus den Tieren, den Pflanzen, den Steinen. Es ist das Leuchten der Lebendigkeit, das von der Glut in unserer Seele genährt wird. Während der Depressionen drohte diese *Seelenglut* unter alter Asche zu ersticken.

In meinem neuen Leben begegnen mir die Elemente als Schwellenkräfte. Sie haben meine Sicht unserer Alltagswirklichkeit dramatisch verändert. Aber ich will hier nur zwei Konsequenzen aufzeigen. Sie liefern einen Schlüssel zum Verständnis der Depression.

Wenn ich das Wasser oder das Feuer im immateriellen Kraftaspekt wahrnehme, überbrücken sie die Distanz zwischen mir und der Umwelt. Ich erlebe mich dauernd in einer tiefen Verbundenheit mit allem Leben um mich herum, eingewoben ins Kraftnetz des Universums. Nie mehr das Gefühl des depressiven Abgetrenntseins von allem Leben. Dies ist eine andere Art Gefühl, nicht Freude, Trauer, Lust: Es ist eine Gewissheit der inneren und äußeren Verbundenheit, auch wenn kein Mensch da ist, der mir Liebe entgegenbringt. Diese unbedingte Selbstverständlichkeit des Dazugehörens zum Leben erfüllt mich mit großer Freiheit. Ich kann mich immer wieder an den Fluss setzen, ins Wasser starren, bis die Kraft des Wassers mich über die Schwelle ins Erlebnis der Verbundenheit mit der Kraft führt. Ich kann vor dem Feuer sitzen und beobachten, wie aus den Flammen jene Kraft des Feuers aufleuchtet, die meine Augen öffnet für das Leuchten alles Lebendigen um mich.

Das Schwellenwesen der Elemente hat eine direkte Konsequenz für meine Suche nach Lebenskraft. Sie muss selbst eine Schwel-

lenkraft sein. Lebenskraft wird in mir zur konkreten Lebendigkeit, zu faktischem Aufstehen, Essen, Arbeiten, Reden, zum Lachen, zum Weinen. Schwellenkraft bringt immer neue Formen,
Gestalten hervor – sie ist daher auch Wandlungskraft. Wenn Lebenskraft eine Schwellenkraft ist, dann führt die Suche immer
über die Schwelle in die Sphären reiner Kraft, in immaterielle
Wirklichkeiten. Depression selbst könnte sich als Schwelle zwischen den Wirklichkeiten erweisen.

3. Begegnung mit depressiven Menschen

Seit fünfzehn Jahren arbeite ich als Psychotherapeut in einer eigenen Praxis in Bülach, einer Kleinstadt im Zürcher Unterland,
und begleite Menschen durch ihre seelischen Leiden. Unter diesen Frauen und Männern sind viele, deren Leiden der psychologischen Diagnose Depression zuzuordnen ist. Stellvertretend für
sie alle will ich hier von Dagmar, Melanie und Annelies erzählen.
Sie sind einmalige Menschen mit einer einmaligen Geschichte
und einem genauso einmaligen Verlauf der seelischen Entwicklung und des seelischen Leidens.

Gemeinsam ist ihnen, dass sie mit mir den Weg gegangen sind,
Depression als Zeit der Wandlung zu verstehen und durchzustehen. Sie sind nicht Geheilte, aber Gewandelte. Frauen mit einer
neuen Daseins-Gewissheit. Melanie drückte es neulich so aus:
»Zehn Jahre kämpfte ich gegen das Ertrinken, seit zwei Jahren
schwimme ich und spüre Boden unter mir.«

Gemeinsam ist ihnen auch, dass ihnen immer wieder für Wochen
und Monate die Kraft fehlte, am Leben ihrer Umgebung teilzu-
nehmen. Ihre Lebensbatterie wurde in dieser Zeit nicht aufgela-

den, alle wichtigen Lebensfunktionen arbeiteten im Notbetrieb; Hunger, Durst, Verdauung, Schlaf, Triebe, Affekte und Emotionen waren erlahmt, der Körper bleischwer, überall traten Spannungen und Schmerzen auf, Alarmsignale drohender Erstarrung. Was an Energie hereinkam, entlud sich als ungesteuerte Nervosität und innere Unruhe. Das Steuerzentrum des Bewusstseins konnte nur das Versagen auf allen Ebenen und die Ohnmacht konstatieren.

Zugegeben, eine sehr technische Beschreibung der Depression. Doch viele Betroffene erleben sich als Opfer eines lebensfremden Mechanismus, der unbeeinflussbar ihr ganzes Dasein beherrscht. Sie fühlen sich zwar schuldig, diese Fehlfunktion heraufbeschworen zu haben, und schämen sich dafür, doch sie finden mit aller Hilfe und allem Grübeln nicht heraus, was sie in ihrem Leben falsch gemacht haben. Das verstärkt nur die Ohnmacht.

Noch eine Klärung zu den folgenden Darstellungen der Klientinnen und Klienten. Ich liefere keine Fallgeschichten mit einem vollständigen Psychogramm der Betroffenen. Ich beschreibe Ausschnitte aus Begegnungen mit Dagmar, Melanie und Annelies, die mir weitergeholfen haben, das vermutete Geheimnis der Depressionen zu lüften. Zu ihrem Schutz sind ihre Namen geändert und wo nötig auch die äußeren Lebensumstände.

Dagmar

Dagmar wiederholte in den Therapiestunden immer wieder: »Ich bin nicht da, ich spüre meinen Körper nicht. Ich kann zwar reden, aber ich spüre nicht, dass ich da bin. Unter meinen Füßen ist kein Boden, da sind gar keine Füße In mir ist es tot, dunkel, nichts. Ich habe Angst vor dieser Dunkelheit. Ich habe Angst, wahnsinnig zu werden.«

Dagmar meldete sich vor etwa fünf Jahren an. Sie sagte, seit 13 Jahren führe sie einen täglichen Kampf gegen die Depressionen. Sie war damals Anfang vierzig, eine stämmige Frau, wie ihr Mann aus dem Ausland zugewandert. Sie lebten gemeinsam mit der Tochter im ersparten Reihenhaus in einer abgelegenen Wohnsiedlung. Seit der Fehlgeburt des zweiten Kindes war sie depressiv. Erst 13 Jahre später suchte sie psychotherapeutische Hilfe. Aus Angst, mit Medikamenten »abgefüllt« zu werden, hatte sie sich all die Jahre mit Meditation, Yoga und immer wieder neuen spirituellen Techniken über Wasser gehalten. Nur mit großer Mühe bewältigte sie ihr Tageswerk als Mutter, Partnerin und Hausfrau. Sie litt seit Jahren unter den Zurückweisungen ihres Ehemannes, der sich in eine zwanghafte Eigenwelt geflüchtet hatte.

Vor allem einige ihrer Freundinnen und die inzwischen fünfzehnjährige Tochter waren ihre Stützen. Umso mehr litt sie unter ihrem »Versagen« als Mutter:

»Ich kann mit meiner Tochter nicht reden, wenn sie von der Schule nach Hause kommt. Ich verstehe nicht, was sie sagt, ich höre zwar ihre Worte, aber die ergeben keinen Sinn. Die Tochter merkt dies doch, die wird mich für verrückt halten.«

Immer wieder weinte sie durchbruchartig, sprach aber trotzdem ungebremst weiter. Es war, wie wenn sie selbst vom eigenen Weinen nicht betroffen, davon abgespalten wäre.

»Die Tochter muss sich aus dem Kühlschrank selbst verpflegen, weil ich nichts kochen kann, schon gar nicht einkaufen. Und was ich trotzdem einkaufe, vergammelt im Kühlschrank. Es ist alles blockiert in mir, aber es ist nicht Müdigkeit. Jede Nacht wache ich eineinhalb, zwei Stunden nach dem Einschlafen auf, und finde erst am Morgen wieder für kurze Zeit den Schlaf. Häufig träume ich dann, das ist meine Rettung. Aber es gibt auch Zeiten, da kann ich nicht einmal mehr träumen. Dann bin ich wie tot.«

Dagmar redete auch in depressiven Zuständen schnell und gehetzt. Wie beim Weinen war ihre Beteiligung an dem, was sie sagte, kaum zu spüren, sie schien ihre Worte automatisch herunterzusagen. Es redete mit ihr. Es war, wie wenn sie den Worten nicht Zeit lassen könnte, ein Gefühl zu entfalten. Ihr Gesicht schien irgendwie eingefroren und ihr Körper abgestellt, bewegungslos. Doch Dagmars Leiden war unverkennbar.

Dagmar begann jede Sitzung mit der Klage, dass sie nicht da sei, und fuhr fort, die Folgen dieses Abwesendseins im Alltagsleben zu beschreiben. Häufig wiederholte sie sich. Auf andere Themen vermochte sie sich nicht einzulassen. Wenn ich auf den Verlust des damals sehnlichst erwarteten zweiten Kindes eingehen wollte, wehrte sie brüsk ab: »Das ist schon lange her!«, oder sie starrte ausdruckslos, desorientiert vor sich hin, sichtlich überfordert, zu reagieren.

Die depressive Versenkung

Nach Monaten, als Dagmar die Sitzung wieder mit der stereotypen Klage begann: »Ich bin nicht da!«, fragte ich sie:
»Dagmar, wo sind Sie jetzt?«
Meine Frage schien sie aufgeschreckt zu haben. Sie war verwirrt, misstrauisch, zögerte. Sie sah mich direkt mit weit aufgerissenen Augen an, aus denen spürbare Angst und eine seltsame Kraft strahlten. Plötzlich schien sie ganz anwesend zu sein. Sie fixierte mich, wie sie es noch kaum je getan hatte, und begann eindringlich zu sprechen: »Ich bin in einem schwarzen Loch, einem Niemandsland, da ist nichts, und es führt nirgendwo hin.«
Mit der rechten Hand wies sie dabei seitlich von sich weg. Die Geste fiel mir auf, sonst saß sie während des Redens bewegungs-

los da. Erst wenn sie sich zum Gehen erhob, bewegte sie ihren Körper jeweils mit derselben dranghaften Hektik, wie sie sprach.

Ich zeigte in die Richtung ihrer Handbewegung und fragte sie, was da drüben sei. »Da ist ein Tunnel, und am Ende dieses Tunnels ist eine hohe Mauer, ohne Ritzen, viel zu hoch. Man sieht nicht, was dahinter ist, und schafft es nie, sie zu überklettern. Immer wieder zieht es mich in den Tunnel zu dieser Mauer. Ich möchte sie durchbrechen. Ich weiß, hinter dieser Mauer geht's weiter, da ist noch etwas verborgen.« Hatte Dagmar nicht eben noch gesagt, da sei nichts, und es gehe nicht weiter?

Tatsächlich fuhr sie fort, wie wenn sie mir ein Geheimnis preisgeben würde: »Es zieht mich immer wieder dort hinein. Ich kann es nicht lassen, immer wieder in diese Höhle zu gehen, vor allem am Morgen, wenn alle aus dem Haus sind. Statt Yoga zu machen oder die Hausarbeit, sitze ich da und lasse mich in die Versenkung ziehen. Jedes Mal bin ich frustriert, gehe aber trotzdem wieder hin. Ich weiß, das ist nicht gut. Ich verschleudere alle Kraft. Eigentlich ist es ja nur ein Loch, in das ich da versinke.«

Dagmar schilderte ihr Erlebnis des verschlossenen Tunnels, als würden wir zusammen an dessen Eingang stehen. Sie hatte die Alltagswirklichkeit vergessen, war wie in einen Traum eingetaucht. So hatte ich sie noch nie gesehen. Sie schien mich dorthin mitgenommen zu haben, wo sie während der Depressionen lebt: Wenn Dagmar nicht da war, erlebte sie sich von einer geheimnisvollen Kraft in einen dunklen Tunnel gezogen, der in der Tiefe verschlossen war, ihr den Zugang zu einer Sphäre versperrte, von der sie nur eine dumpfe Ahnung hatte.

Für mich war damals klar: Auch Dagmar war auf der Reise hinter die Finsternis. Die Angst vermauerte ihr den Weg, weil sie nicht wusste, was sie hinter der Finsternis erwartet. Aber ich wagte noch nicht, ihr von der Reise der Schamanen zum Licht hinter der Finsternis zu erzählen, ich war noch zu sehr in meinem psychotherapeutischen Wissen gefangen.

Dagmar war mutiger, sie hatte es gewagt, mir zu zeigen, wo sie nun lebte, wenn sie nicht da war. Fortan bezog Dagmar ihre frustrierenden Erlebnisse in der Höhle in die Schilderungen ihres depressiven Erlebens ein. So berichtete sie immer wieder, wie sie oft morgens erwache, ihre Familie und ihre Umgebung aber nur wie aus der Tiefe der Höhle heraus wahrnahm.

Dagmar sprach in den Therapiestunden immer wieder über jene geheimnisvolle Kraft, die sie in den Tunnel lockt. Das sei eine Kraft, in ihrem Inneren und gleichzeitig aus jener Sphäre hinter der Absperrung. Vielleicht sei es eine göttliche Kraft, die sie ganz selten in den Meditationen spüre. Eigentlich sei diese Kraft für sie negativ: »Die zieht mich aus dem Leben und hält mich tagelang im Nichts fest. Dann verstehe ich meinen Mann und meine Tochter nicht, gehöre nicht dazu, ich kann nichts machen, nichts Richtiges denken, dann wird die Zeit unendlich lang. Am Mittag, wenn die Tochter von der Schule kommt, ist nichts gekocht.«

Dagmar kämpfte nicht gegen die Monotonie ihres Familien-Hausfrauen-Alltags, sie rang nicht mit ihrem Mann um mehr Wertschätzung und Liebe. Sie entschuldigte ihn, obwohl ihr seine Zuwendung fehlte. Dagmar kämpfte gegen jene innere Kraft, die sie scheinbar aus diesem Leben zieht, und sie schämte sich, eine solche Kraft in sich zu spüren und ihr immer wieder zu unterliegen. Depressive Menschen sind nicht Kämpfer für eine bessere Welt. Ihre Seele zieht sich aus dieser Welt zurück und sucht Erlösung vom Leiden in einer anderen Welt. Dort sucht sie auch Lebenskraft. Doch davon weiß Dagmar noch nichts.

Nach offizieller Auffassung lauert jenseits unserer Alltagswirklichkeit der Tod. Depressive Menschen identifizieren daher diesen Sog aus der Welt mit einer Todes- oder Erlösungssehnsucht. In unserer Kultur gilt es als feige, lebensfeindlich, sich gleichsam durch den Hinterausgang aus dem Leben zu schleichen. Immer wieder beschuldigt sich Dagmar:

»Dabei brauche ich die Kraft, um mit beiden Füßen im Alltag zu stehen. Dass ich endlich wieder jemand bin, dass ich meine Leistung erbringe, für meine Tochter und meinen Mann sorge, dass ich wieder wie die anderen arbeiten gehen kann. Dass ich meine Geschichte aufarbeiten kann, dass ich im Leben weiß, was ich will, dass ich meine Bestimmung finde, dass ich meine Spiritualität leben kann, dass ich …«

Diese Litaneien von »Dass-ich«-Sätzen von Erwartungen an sich und ihr Leben äußerte sie mit großer Regelmäßigkeit und beinahe in fester Abfolge wie ein Gebet. Sie hörten sich an wie Beteuerungen gegenüber sich selbst und mir, dass sie sich dem Leben stellen will, wie das alle tun. Danach kehrte Dagmar meist wieder an den Anfang des Gespräches zurück, um zu sagen, dass ihr dies alles nicht möglich sei, weil sie ja nicht da sei, sondern in der Versenkung.

Dagmar schämte sich, dem Sog dieser Kraft ausgeliefert zu sein. Nach vielen weiteren Monaten gestand sie, dass sie sich manchmal auch wünsche, von der Kraft ins Dunkel des Tunnels gezogen zu werden. Weil sie sich dort nicht nur vor den Forderungen der Familie und der Umgebung geschützt fühle, sondern hoffe, irgendwann ans andere Ende des Tunnels zur Quelle jenes Kraftsoges durchzudringen.

Dagmar hatte mir ein weiteres Geheimnis preisgegeben. Ihr Schuldgefühl gegenüber ihrem absichtlichen Rückzug aus der Welt. Dies sei gesellschaftlich verpönt. Dagmar war dazu erzogen worden, sich den Pflichten des Lebens zu stellen, ihre Leistung zu bringen, als Hausfrau fürs Wohl der anderen zu sorgen. Nun gestand sie mir gegenüber ein, sich absichtlich gehen zu lassen, scheinbar verantwortungslos und pflichtvergessen zu sein, sich in sogenannte Träumereien zurückzuziehen.

Die Tunnelreise

Als ich von meiner ersten Expedition zu den Schamanen Sibiriens zurückgekehrt war, wagte ich mit Dagmar darüber zu sprechen, dass ihr Rückzug in den Tunnel dem Anfang einer Schamanenreise in unsichtbare Wirklichkeiten gleiche. Dagmar kannte die Vorstellung spiritueller Wirklichkeiten von ihrer Beschäftigung mit Meditation. Das Bild aber, dass ihr Tunnel der Anfang des Weges der Schamanen in die *Nichtalltägliche Wirklichkeit* sei, befremdete sie. In der Meditation hatte sie gelernt, dass sie ein heilendes, erleuchtendes Licht anderer Sphären in der eigenen Seele wecken und sich in dieses Licht einhüllen sollte.

Die Begegnung mit den sibirischen Schamanen hat mir den Mut gegeben, vielleicht auch die Gelassenheit, Dagmar zu erzählen, dass ich meine Depressionen als abgebrochene Seelenreise der Schamanen verstehe. Ich schilderte ihr, dass ich seit Jahren wie die Schamanen absichtlich in die Finsternis eintauche und dort ein Leuchten suche, das mich hinter die Finsternis führt. Ich nahm an, dass die schamanischen Seelenreisen mich vor weiteren Depressionen bewahren würden.

Dagmar reagierte misstrauisch. Sie meinte, ich beschwöre gleichsam leichtsinnig den Sog ins dunkle Loch herauf, gegen den sie sich mit aller Kraft wehrte. Ihr war die Vorstellung fremd, die Seele absichtlich in die Finsternis zu schicken, und sich der Depression auszuliefern. Während sie mit letzter Kraft darum kämpfe, den Bezug zu ihren Angehörigen und ihrer Alltagswirklichkeit nicht vollends zu verlieren: »Wenn ich mich noch mehr gehen lasse, dann bin ich für die anderen ganz weg.«

Wir hatten eine vertrauensvolle Arbeitsbeziehung. Sonst hätte Dagmar jetzt wohl die Behandlung abgebrochen. Ich versuchte ihr zu erklären, dass ich von den Schamanen gelernt hatte, mit jeder Faser meines Wesens das Ziel zu verfolgen, die Welt hinter der Finsternis zu erreichen und mich nicht einfach der Ohnmacht ausliefere, nicht an einer Mauer stecken bleibe. In den folgenden Wochen und Monaten stellte sie immer wieder Fragen zu den Gemeinsamkeiten der schamanischen Seelenreise und der Depression.

Schamanen unternehmen in verändertem Bewusstseinszustand Seelenreisen in Wirklichkeiten jenseits unserer Alltagswirklichkeit. Diese *Nichtalltägliche Wirklichkeit* haben die Schamaninnen und Schamanen immer schon ebenso wirklich erlebt wie unsere Alltagswirklichkeit. Die *Nichtalltägliche Wirklichkeit* ist eine reine Kraftwirklichkeit, außerhalb der Gesetzmäßigkeiten von Zeit, Raum und Materialität.

Die Schamanen haben die *Nichtalltägliche Wirklichkeit* in drei Sphären eingeteilt: eine untere, obere und eine mittlere Welt. Wenn sie in verändertem Bewusstseinszustand mit ihrer Seele in die *Untere Welt* reisen, tauchen sie zunächst in einen dunklen Tunnel ein. In der Finsternis halten sie nach einem hellen Schein

Ausschau, der ihnen am anderen Ende des Tunnels den Ausgang in die *Nichtalltägliche Wirklichkeit* anzeigt. Dort treffen sie sich mit ihren *Verbündeten*. Diese sind Kraftwesen, Vermittler zwischen dem Schamanen und der Kraft des Universums. Traditionsgemäß begegnen sie den Schamanen als *Krafttiere*. Sie vermitteln den Schamanen die Kraft, um nach der Rückkehr in der Alltagswirklichkeit heilend zu wirken.

Aus meiner Erfahrung handelt es sich beim Tunnel, durch den die Schamanen in die *Nichtalltägliche Wirklichkeit* reisen, und Dagmars Tunnel der depressiven Versenkung um dasselbe Phänomen. Doch Dagmar fand statt des Leuchtens, das sie ans andere Ende des Tunnels bringt, eine Mauer, die ihr das Weitergehen verwehrt. Es ist die Mauer der Angst, die letzten Verbindungen zur Alltagswirklichkeit ganz zu verlieren, und jenseits des Tunnels nur den Tod anzutreffen.

Und weil Schamanen ihre Tunnelerlebnisse in verändertem Bewusstseinszustand machen, musste auch Dagmars Bewusstsein durch die Depression verändert sein. Tatsächlich erleben sich alle depressiven Menschen als von der alltäglichen Wirklichkeit abgespalten, und verändertes Wirklichkeitserleben bedingt ein verändertes Bewusstsein. Auch die anderen Bewusstseinskomponenten wie Denken und Fühlen reagieren im depressiven Zustand in ungewohnter Art.

Im Laufe unserer Gespräche vermochte Dagmar ihre Angst vor der Vorstellung einer *Nichtalltäglicher Wirklichkeit* abzubauen. Ja, sie freute sich, dass Menschen seit Jahrtausenden dorthin gereist waren und immer wieder zurückgekommen waren.

Schließlich sagte sie: »Eigentlich ist das, was Sie mir über die Erfahrungen der Schamanen erzählen, eine Bestätigung meiner Vermutungen: Hinter der Mauer geht es weiter, und am Ende werde ich die Lebenskräfte finden, egal, ob sie göttliche oder spirituelle Kraft heißen. Ich habe mich nicht getäuscht, es gibt einen Weg zur Kraft.« Eine große Last schien von ihr abzufallen. Sie fühlte sich mit ihren Erfahrungen nicht mehr allein. Dann aber tauchten sofort wieder die negativen Einwände auf: Schamanen stammen aus einer primitiven Vorzeit, die nichts mit unserer modernen Welt gemeinsam hat. Außerdem versperre ihr die Mauer den Weg ans Ende des Tunnels. Wie sollte sie diese Mauer aufbrechen, damit das Licht durchscheinen könne.

Dagmars Einwände verstärkten meine Zweifel, und kritische Stimmen meldeten sich mit vielen Fragen in mir: Besteht wirklich ein Zusammenhang zwischen Depression und veränderten Bewusstseinszuständen? Ist Depression überhaupt ein veränderter Bewusstseinszustand, ähnlich jenem, den Schamanen durch anhaltendes monotones Trommeln hervorrufen? Ist Depression nicht nur der Mangel an und die Suche nach Vitalkraft?

Hatte mich wirklich das regelmäßige schamanische Reisen vor weiteren Depressionen bewahrt? Folgte ich auf diesen Reisen wirklich dem Licht meiner Seele zu den Quellen der Lebenskraft? Oder gab ich mich einfach einem regressiven Sog hin, wie Dagmar glaubte? Gibt es in uns Menschen ein Grundbedürfnis, immer wieder in dieses Einheitserleben zurückzukehren? Oder haben nur depressive Menschen dieses Bedürfnis, weil sie an der Alltagswirklichkeit leiden? Würde es Dagmar und allen anderen depressiven Klientinnen und Klienten auch helfen, willentlich Bewusstseinsreisen zu unternehmen?

In jener Zeit kam Annelies zur ersten Sitzung. Wir kannten uns bereits. Sie war als Achtzehnjährige wegen einer Tablettenabhängigkeit auf der Suchtabteilung der Klinik gewesen. Ich war damals ihr Therapeut.

»Jahrelang ist es mir gut gegangen. Ich habe meine zweite Ausbildung gemacht. Heute habe ich genau die richtige Arbeit, ich
liebe meine Arbeit mit den Kindern. Ich bin nicht gerne allein.
Aber wenn jemand immer um mich herum ist, fühle ich mich
eingeengt. Wenn ich von der Arbeit nach Hause komme, mag ich
nicht die Erwartung spüren, ich sollte kochen, die Wohnung in
Ordnung halten. Ich brauche Zeit für meine Steine, meine Bilder.
Eigene Kinder hätte ich schon noch gerne. Aber ich weiß nicht
so recht. Eigentlich ist es ohnehin zu spät.«

Sie schwieg lange Zeit.

»In letzter Zeit erlebe ich immer wieder grauenvolle Abstürze.
Dann sitze ich für Wochen wie in einem schwarzen Loch. Meine Freunde kommen, sie glauben, für mich sorgen und mich aus
der Depression herausholen zu müssen. Sie bringen Lebensmit-
tel, kochen, öffnen die Fenster. Ihre Aufmunterungen sind gut
gemeint, aber unerträglich. Wenn mein ganzes Leben darin besteht, gegen Depressionen zu kämpfen, hat es wirklich keinen
Sinn. Es muss einen anderen Weg geben! – Dafür bin ich zu Ihnen gekommen. – Mehr weiß ich nicht.«

Sie zog ihre Schultern noch höher, senkte ihren Blick und
schwieg wieder.

So begann Annelies die erste Therapiesitzung. Annelies war inzwischen Mitte dreißig. Vor einem Jahr hatte ihr Lebenspartner
sie verlassen. Sie habe seinen Erwartungen an eine Frau nicht
mehr entsprochen. An den Wochenenden versuchte sie Einsamkeit und Trauer mit Alkohol zu vertreiben.

Ich spürte ihre Hilflosigkeit, ihre Verzweiflung. Ihre Stimme
klang aber nicht resigniert, nicht kraftlos. Eher trotzig, aufleh-
nend. Noch immer dieser wilde Schopf schwarzer Locken. Ihr
Gesicht wirkte aufgedunsener, wahrscheinlich vom Trinken, ihre

immer schon bleiche Haut schien noch blasser. Die Hände waren gröber geworden.

Wohin fiel Annelies bei ihren Abstürzen? Wo war für sie dieses Loch? Der schamanische Tunnel? Wohin gehen Menschen, wenn ihnen die Alltagswelt unerträglich wird? Was stellte sich Annelies unter dem »anderen Weg« vor?

Als Annelies damals in die Klinik kam, arbeitete ich das dritte Jahr als Psychotherapeut auf der Station für Suchtkranke. Annelies kam zur Behandlung ihrer Tablettensucht. Sie hatte die Behandlung gewollt. Sie war denn auch eine motivierte Patientin. Bis sie eines Morgens wie aus heiterem Himmel das Quecksilber aus dem aufgebrochenen Fieberthermometer schluckte. Obwohl ich ihr Therapeut war, erfuhr ich erst Stunden später davon. Das Pflegeteam war der Meinung, es habe sich um einen appellativen Selbstmordversuch gehandelt. Der diensttuende Arzt hatte alle nötigen Schritte eingeleitet. Annelies selbst lachte nach einigen Tagen darüber, war erleichtert, dass sie keine Folgen spürte, und wollte nicht weiter darüber reden.

Diese Erinnerungen tauchten auf, als Annelies nun wieder vor mir saß. Hatte bei ihr in der Zwischenzeit eine Suchtverlagerung von Tabletten hin zum Alkoholismus stattgefunden? Oder war nun ihre Grundkrankheit durchgebrochen?

Annelies hielt den linken Daumen zwischen Zeigefinger und Daumen der rechten Hand eingeklemmt. Sie presste das Blut aus der Daumenkuppe, die langsam leichenblass wurde. Sie schien nichts weiter sagen zu wollen.

Statt auf die unverarbeitete Trennung von ihrem Lebenspartner einzugehen, wagte ich Annelies zu fragen: »Hat dieses Loch noch einen anderen Ausgang?« – Sie presste weiterhin an ihrer Daumenkuppe, kein Anzeichen einer Reaktion auf meine Frage. Hatte ich sie erschreckt, sie weiter in die Erstarrung getrieben? Hätte ich sie noch mehr über ihr Leben seit dem Klinikaufenthalt ausfragen sollen oder doch über die Trennung sprechen lassen?

Annelies hatte erfahren, dass ich zur Behandlung seelischer Leiden auch schamanische Heilrituale einsetze. Angeblich wusste sie von Schamanismus aber nur, dass es eine alte Heilmethode sei, die auch die Kräfte der Natur einbeziehe. Vor allem aber laufe nicht die ganze Behandlung über Worte. Mit meiner Frage nach dem anderen Ausgang wollte ich abtasten, ob Annelies vielleicht wie Dagmar eine Art Ahnung vom Weg hinter die Finsternis hatte.

Endlich sagte Annelies zögernd und schier tonlos: »Ich habe mir schon oft gewünscht zu sterben. – Aber ich bin immer zur Arbeit gegangen!« Der zweite Satz tönte irgendwie trotzig und eine lange Kette unausgesprochener Gedanken schien ihn vom ersten zu trennen. Hatte nicht auch Dagmar ähnlich reagiert, als ich vom Weg hinter die Finsternis sprach?

In uns allen steckt dieses Mono-Kosmos-Gebot. Verbunden mit der Überzeugung, die materielle Welt könne nur über die Schwelle des Todes verlassen werden. So lehrt es auch die Religion. Daher reagieren depressive Menschen immer wieder wie Annelies mit dem beschämten Eingeständnis von Selbstmordgedanken, gefolgt von Beteuerungen, immer versucht zu haben, den vermeintlichen Erwartungen der Allgemeinheit zu genügen. Nur gegen die Übernahme der vorgeschriebenen Frauenrolle wehrte sich Annelies und bezahlte dies mit dem Verlassenwerden. Scheinbar genügte es nicht, dass sie alles dafür gab, eine gute Lehrerin zu sein.

Schon als Kind hatte sie erfolglos versucht, Liebe durch Anpassung und Unterordnung zu bekommen. Ihre Mutter war selbst viel zu bedürftig, Annelies Liebe zu geben. Sie hatte ihre Kraft mit den älteren Geschwistern aufgebraucht. Den letzten Rest investierte sie in den hoffnungslosen Versuch, die Forderungen ihres Mannes zu erfüllen. Immer wieder musste sie mit schweren Depressionen in die Klinik. Zwischenzeitlich hielt sie sich mit Medikamenten über Wasser. Annelies hasste ihren Vater, der an seine Frau nur Forderungen stellte, selbst aber alle seine Kraft in seine politische Karriere steckte. Seit Annelies sich zu erinnern vermochte, fühlte sie sich verpflichtet, die Mutter zu beschützen. Dazu gehörte auch, dass sie alles tat, die Erwartungen des Vaters zu erfüllen, um ihn anstelle der Mutter zufriedenzustellen.

Dennoch blieb ihre Sehnsucht nach Geborgenheit, Zuwendung und Liebe unerfüllt. Annelies fühlte sich von allen allein gelassen, einzig einer ihrer älteren Brüder nahm sich ihrer zeitweise an. An der Kompensation ihrer unerfüllten kindlichen Liebesbedürfnisse hatten wir während der Behandlung in der Klinik viel gearbeitet. Die Tablettensucht schien Annelies' Selbstheilungsversuch, damals ihre einzige Möglichkeit, der Hilflosigkeit gegenüber der Mutter, den Auseinandersetzungen mit dem Vater zu entfliehen.

Annelies hatte sich, seitdem sie 15 Jahre alt ist, immer öfters mit Tranquilizern in einen Dämmerzustand versetzt, der die Alltagswirklichkeit hinter eine Watteschicht zurückdrängte, durch die sie bedeutungsloser, harmloser erschien. Annelies erlebte sich in einer angenehmen Gefühlssphäre, frei von Angst und Druck. Dort fühlte sie sich aufgehoben und angenommen, obwohl niemand da war. Manchmal wurde es farbig um sie, sie hörte angenehme Klänge, aber nie verdichteten sich ihre Wahrnehmungen zu einer eigenen Wirklichkeit, alles blieb flüchtig. Annelies suchte immer häufiger dort Zuflucht, schluckte dafür immer mehr Tabletten und büßte dafür immer mehr ihrer Überlebensfähigkeit in der nüchternen Alltagswelt ein. Schließlich war sie froh, dass man sie in die Klinik brachte.

Exzessiver Suchtmittelkonsum, wie bei Annelies, aber auch Drogenmissbrauch ist typisch für eine Gesellschaft, die jede Tradition der Bewusstseinsveränderung verloren hat; deren Rituale, das Erleben in andere Wirklichkeiten zu erweitern, gänzlich verkümmert sind, obwohl diese Fähigkeit immer schon in unserem Bewusstsein angelegt gewesen ist, wie die Überreste der schamanischen Praktiken beweisen.

Tatsächlich haben die Schamanen verschiedener alter Kulturen vor allem in Amerika und Afrika psychoaktive Substanzen aus Pflanzen, Pilzen, Kakteen zur Veränderung des Bewusstseinszustandes eingesetzt. Sie verehrten diese als starke Geistkräfte, mit denen sie nur im Rahmen überlieferter Rituale in Kontakt traten. Diese Drogengeister halfen ihnen, immer tiefer in die Geheimnisse der *Nichtalltäglicher Wirklichkeit* vorzustoßen. An vielen anderen Orten der Welt aber verfügen die Schamanen über viele »drogenfreie« Techniken der Bewusstseinserweiterung: monotone Trommeln, Tanzen und Singen, Spielen, kreative Betätigung, Fasten, Visionssuche in der Wildnis. Letztlich geht es den Schamaninnen und Schamanen immer darum, zeitweise und kontrolliert aus der Alltagswirklichkeit auszubrechen und sich wieder in der ursprünglichen Einheit mit dem Ganzen des Universums zu erleben. So kommen sie zur nötigen Kraft, um heilsam zu wirken. Zu einer Reise der Schamanen gehört immer auch die Rückkehr in die Alltagswirklichkeit.

Annelies hatte als Fünfzehnjährige in ihrer Seelennot selbst einen Weg in einen Fluchtraum gefunden. Jahrelange Vernachlässigung, die Persönlichkeitswandlung der Pubertät, die Ohnmacht im Spannungsfeld der Eltern: Bewusstseinsveränderung durch exzessiven Tranquilizer-Konsum war der einzige ihr verfügbare Weg.

In der Klinik hatten wir ihr diese Möglichkeit plötzlich und ohne Ersatz weggenommen. Dafür schäme ich mich noch heute. Was blieb ihr anders, als zu versuchen, ganz aus dem Leben zu gehen. Das war kein appellativer Suizidversuch, als Annelies das Quecksilber schluckte. In der Klinik spielte sich in einer viel radikaleren Form ab, was gesellschaftliche Norm ist: Das vermeintliche Wissen oder der Glaube daran, dass es nur eine Wirklichkeit gibt.

Dabei haben mir Suchtkranke immer wieder von den unermesslichen Dimensionen jenseits unseres Alltagsbewusstseins berichtet. Was passiert mit dem Bewusstsein in der Depression? Annelies saß nun auch wie abwesend da, ihre Augen schienen durch mich hindurchzusehen, wenn sie mich überhaupt ansah. Ihre Worte klangen von weit her, ihre Körper war leblos, entweder erstarrt oder erlahmt. Sie war nicht da, ihr Bewusstsein schien in unwirtlichen Gegenden festzusitzen. Annelies sagte, sie befände sich in einem schwarzen Loch. Andere depressive Menschen fühlen sich wie hinter einer Nebelwand. Viktor klagte immer wieder: »Ich bin zwischen Leben und Tod.« Dagmar wiederholte immer wieder: »Ich bin nicht da, ich möchte endlich wieder einmal da sein, mein Körper ist auch nicht da, ich spüre ihn nicht.«

Saß Annelies nun beladen mit Suchtmitteln vor mir, oder war sie depressiv, eingetaucht in ihr schwarzes Loch? Wollen Depressive vielleicht auch in jene fernen Dimensionen »verreisen« wie die Suchtkranken? Warum gelingt ihnen dies nicht?

Sucht und Depression sind Krankheiten mit vielen äußeren Ähnlichkeiten. Die Betroffenen wirken abwesend, büßen in der Alltagswirklichkeit ihre Handlungsfähigkeit ein, sie sind einem Verhalten ausgeliefert, für das sie sich vor der Gemeinschaft schämen und tatsächlich auch geächtet werden. Depressive wie suchtkranke Menschen erleben sich selbst in ihrem Bewusstsein verändert, von der Alltagswirklichkeit abgespalten. Gleichsam ausgeliefert an einen inneren Drang, fliehen sie vor den Anforderungen des Alltagslebens, fühlen sich diesen nicht gewachsen, streben nach einem bedingungslosen Aufgehobensein in einer Einsamkeit oder »Alleinheit«. Suchtmittel scheinen das Bewusstsein eher weiten zu können, während depressive Menschen sich zumeist eingeengt erleben, sie erreichen jene grenzenlosen Sphären nie.

Allerdings sagte Melanie einmal, dass sie in der depressiven Versenkung manchmal in eine befreiende Helle eintauche, sich ganz aufgehoben, geborgen fühle. Es brauche viel Vertrauen und Mut, diese Erlebnisse einzugestehen. »Meinem Mann könnte ich sie nie erzählen. Während meiner Depressionen bürde ich ihm zusätzlich zu seiner Berufsarbeit noch die Fürsorge für die drei Kinder auf. Zudem gibt es für meine Erlebnisse dort kaum Worte, und weil es keine gibt, glaube ich, die gesunden Menschen wollen nichts davon wissen.« Melanie litt unter Schuldgefühlen wegen ihrer heimlichen Geborgenheitserlebnisse, die außerhalb ihres Familienlebens lagen.

Bei Annelies waren die regressiven Sehnsüchte deutlich spürbar und aus ihrer Lebensgeschichte heraus auch verständlich. Sie war der Einsamkeit und Lieblosigkeit in einen halbbewussten Dämmerzustand ausgewichen. So versuchte sie auch diesmal den Schmerz nach der Trennung von ihrem Partner mit Alkohol er-

träglicher zu machen. Doch dies schien gleichsam »nicht auszu-
reichen«, sie versank immer wieder in Depressionen. Ihr Leben
war zum Kampf gegen die Depressionen geworden.

Spontan-Schamanismus

Ich beschloss, mit Annelies darüber zu reden, dass für die Schamanen jener andere Ausgang im dunklen Loch nicht unbedingt
in den Tod führe, sondern in andere Welten, wo sie sich mit allem verbunden erleben, Helfer und Heilkraft finden.

Annelies richtete ihre Augen auf mich und sagte: »Wenn ich
male oder an meinen Steinen arbeite, bin ich vermutlich drüben. Dann rede ich mit dem Stein, und er antwortet. Wir finden
gemeinsam die Form heraus, die ich ihm in dieser Welt hier geben soll.«

Das war eine überraschende Wendung.

»Aber ich kann doch nicht dauernd malen und an meinen Steinen meißeln.«

Für Annelies war der Stein ein Wesen, das ihr Kraft gibt. Offenbar
hatte sie ihn im kleinen Garten aufgestellt, der zu ihrer Wohnung
gehörte. Viele Stunden ihrer Freizeit verbrachte sie beim Stein,
sprach mit ihm und meißelte an ihm. Bei dieser Tätigkeit fühlte
sich Annelies in einem veränderten Bewusstseinszustand, der es
ihr erlaubte, mit dem Stein, wie mit einem beseelten Wesen zu
kommunizieren. In diesem Zustand erlebte sie sich kraftvoll, lebendig, kreativ. Weil sie mit der Kraft des Steines verbunden sei,
in einem gemeinsamen Kraftfluss, der im normalen Alltag unter-
brochen sei, wie sie sagte. Ich empfahl Annelies, das Steinwesen
zu bitten, sie den ganzen Tag überall hin zu begleiten. Sie solle
den Steingeist zu ihrem oder ihrer *Verbündeten* machen.

Annelies meinte, dass sie mit ihren Bildern etwas Ähnliches versucht habe – ohne Erfolg. Wenn sie malte, fühlte sie eine ähnliche Kraft wie am Stein. Die Kraftbilder stellte sie überall in ihrer Wohnung aus, um sich an jene Kraft zu erinnern. Dennoch überfielen sie Einsamkeitsgefühle, Sehnsucht nach ihrem verlorenen Freund, Resignation, Wut und Bedauern über ihre Unfähigkeit, »wie eine richtige Frau« Abendessen zu kochen, Hemden zu bügeln, Kinder zu kriegen.

Ich hatte Annelies die Idee des Steingeist-*Verbündeten* nicht verständlich machen können und beschloss, in einer der folgenden Stunden darauf zurückzukommen. Eigentlich verhielt sich Annelies wie eine Schamanin. Sie änderte spontan ihren Bewusstseinszustand, sodass sie den Stein als beseeltes Lebewesen wahrnehmen und mit ihm kommunizieren konnte. Schamanen nützen solche Verbindungen, um ihre Seele mit der Kraft des Universums gleichsam aufzuladen. Annelies aber verlor mit dem Wechsel ins normale Alltagsbewusstsein auch die Kraft. Sie vermochte die Kraft nicht zu halten, weil ihre Seele dafür zu schwach war. Bei all ihren erfolglosen Versuchen, geliebt zu werden, hatte sie so viel Seelenkraft zurückgelassen, dass ihre Seele heute kein Kraftzentrum mehr war, das mit weiterer Kraft gestärkt werden konnte. Ihrer Seele fehlte gleichsam die Gravitationskraft. Sie war kein Kraftpol mehr.

Dafür erzählte mir Annelies später über weitere Möglichkeiten, ihren Bewusstseinszustand zu wechseln: »Wenn ich tanze, vergesse ich alles um mich herum, dann bin ich ganz woanders, dann bin ich wieder wie drüben, voller Kraft. Ich könnte immer tanzen.« Annelies hatte seit ihrer Jugend Tanzunterricht gehabt.

»Manchmal sitze ich auch einfach nur da und wiege lange Zeit meinen Körper hin und her. Dann bin ich plötzlich auch irgendwo anders, wo ich mich gut fühle.«

Immer aber kehrten die Einsamkeitsgefühle, der Schmerz und das Bereuen zurück und Erinnerungen an ihre Jugend überschwemmten sie: »Dann kann ich mich nicht mehr bewegen, sitze einen ganzen Tag nur da, warte darauf, dass ich ins Bett kann. Manchmal schlafe ich vierzehn Stunden. Aber eigentlich ist es nicht so recht schlafen. Ich liege einfach wie erschlagen im Bett, wie tot.«

Im Unterschied zu Dagmar hatte Annelies selbst viele Möglichkeiten herausgefunden, ihren Bewusstseinszustand zu wechseln und sich vorübergehend mit der spirituellen Kraft zu verbinden. Ich verstand nun besser, dass sie annahm, es müsse noch einen anderen Weg aus den Depressionen geben. Sie suchte einen Weg, wie sie sich mit dem Stein, mit Malen und mit Tanzen ihre Seele wieder in der Kraft verwurzeln kann.

Annelies bestärkte mich in der Annahme, dass es ein menschliches Grundbedürfnis ist, immer wieder in Bewusstseinszustände zu wechseln, die uns mit dem Ganzen des Universums verbinden, so wie sie die Verbindung zum Stein erlebte. Die Seele muss immer wieder gleichsam in liebende Verbindung zum Ganzen zurückkehren, besonders wenn menschliche Liebe mangelt.

Während Dagmar einen Sog in den finsteren Tunnel erlebte, zog es Annelies immer wieder zum Stein, zu den Farben und zum Tanzen. Die Depressionen dagegen lähmten sie völlig, sie geriet in einen amorphen »Schier-Tot-Zustand«, wie sie es nannte. Diesem Zustand musste eine radikale Veränderung des Bewusstseins zugrundeliegen.

Melanie

Als Melanie vor etwa zehn Jahren zu mir kam, lebte sie mit ihrem Mann und ihren drei Kindern zwischen sechs und zwölf Jahren in einem alten Haus am Rand eines kleinen Dorfes. Melanie stammte aus einer ganz anderen Landesgegend, sie war hergezogen, weil ihr Mann hier als Automonteur arbeitete. Melanie war eine gedrungene, massiv gebaute Frau, in der man viel physische Kraft vermutete. Sie war mir von ihrem Hausarzt zugewiesen worden, nachdem sie an drei aufeinanderfolgenden Jahren um die Weihnachtszeit in eine schwere Depression versunken war. Zur Überbrückung hatte ihr der Hausarzt Antidepressiva verabreicht. Melanie nahm diese widerwillig ein, mehr aus Not denn aus der Erwartung, ihr Zustand bessere sich dabei. Gegen Frühling kamen die Lebenskräfte jeweils wieder zurück. Aber auch ohne Depression war Melanie eine gehemmte, selbstunsichere Frau, die sich in ihrer Umgebung nicht heimisch fühlte.

Sie legte sich jeden Satz lange innerlich zurecht, bevor sie Wort für Wort mit größter Anstrengung hervorbrachte. Ihre Äußerungen waren eigentlich immer Selbstbeschuldigungen, wegen ihrer reduzierten Leistungsfähigkeit. Sie vermöge den Kindern nicht zu geben, was sie ihnen schulde, meistere das große Haus nicht, vernachlässige den Hausgarten, könne mit dem Geld nicht sparsam umgehen. Manchmal beklagte sie sich zaghaft über ihren Ehemann. Er rede kaum mit ihr, außer um Forderungen zu stellen, obwohl er bestimmt merke, dass sie längst überfordert sei. Melanie litt unter der Trennung von ihrer Ursprungsfamilie. Sie mied den Kontakt zu ihrer jetzigen Umgebung, sie kam sich den anderen Frauen gegenüber dumm und unterlegen vor.

Die drei Kinder waren ihre einzigen Bezugspersonen, aber

auch die Ursache ständiger Minderwertigkeitsgefühle. Sie fühlte sich schuldig für die Schulprobleme des Ältesten wegen seiner motorischen Unruhe, befürchtete, der Tochter ein schlechtes Vorbild zu sein, die jetzt schon viel zu ruhig und schüchtern sei. Am meisten Sorgen bereiteten ihr die Lernstörungen des Jüngsten, der damals eben erst eingeschult worden war.

Melanie war bereit, bis nach Weihnachten die Antidepressiva einzunehmen. Sie könne den Kindern nicht nochmals die Weihnachtszeit vermiesen. Sie klagte, die Medikamente trennten sie ganz von ihrem Inneren ab. Zwar leide sie dann weniger unter Angst, sei mehr präsent, aktiver, könne besser denken und sich entscheiden, aber komme sich wie eine Maschine vor oder »wie ein dünner grauer Karton«.

Ich mochte Melanie nicht zwingen, obwohl sie ohne Medikamente unheimlich gequält wirkte, versteift, manchmal Minuten lang kein Wort herausbrachte, während vom Hals her die Blutröte in ihren Kopf stieg. Sie litt an Schlafstörungen, brachte sich am Morgen kaum aus dem Bett. Die Kinder mussten ihr das Einkaufen und Kochen abnehmen, weil sie einfach nur noch dasaß, ins Leere starrte, gefangen im schmerzenden Panzer ihres Körpers. Ich fragte mich immer wieder, was in Melanies Inneren vorgehen mochte, das ihr so viel Leiden wert war? Müsste ich sie gegen ihren Willen in die Klinik einweisen lassen? Waren der Zustand von Melanie für die Kinder und ihren Ehemann nicht eine zu große Belastung? Leider fand er sich zu einem Gespräch nicht bereit: Er brauche keinen Psychiater, die Frau sei krank, nicht er, ließ er mir ausrichten. Erst viel später vernahm ich, dass eine ältere Schwester von Melanie regelmäßig anreiste, um die liegen gebliebene Hausarbeit zu erledigen.

Gegen Frühling lockerte sich ihre Depression wie von selbst. Melanie wurde lebendiger, konnte wieder fühlen, realisierte dann auch das Ausmaß ihrer Krankheit und fand ihr Leben völlig unwert. Für Wochen glaubte sie, das Beste sei, sich umzubringen, um sich und ihrer Umgebung nicht nochmals eine derartige Qual zumuten zu müssen. Sie schämte und beschuldigte sich unablässig. Plötzlich konnte sie heftig sein, mehrere Sätze hintereinander sprechen, sie begann zu gestikulieren, mochte sogar mich angreifen, weil ich ihr wiederum Medikamente vorschlug, um die plötzlich einschießende Energie etwas zu bremsen. Stattdessen vereinbarten wir zwei Therapiestunden wöchentlich und einen kurzen Telefonanruf täglich. Doch Melanie ließ immer wieder Anrufe ausfallen. Hatte sie sich umgebracht? An solchen Tagen hatte ich gegen meine inneren Kritiker zu kämpfen, welche die Vorwürfe der Angehörigen von Melanie und der ganzen Fachwelt gegen mich heraufbeschworen.

Melanie entschädigte mich jeweils mit ihren Schilderungen, wie sie mit ihren Kindern gespielt, im Hausgarten Blumen angepflanzt habe, sich etwas Neues gekauft habe, trotz der Vorwürfe ihres Mannes, sie gebe zu viel Geld aus. Dabei wurde etwas von ihrem Gemüt, ihrer Leidenschaft und Freude spürbar. Bis plötzlich wieder die selbstzerstörerische Seite durchbrach und sie verstockt und abweisend vor mir saß. Dieser Zustand hielt mehrere Wochen an. In der psychologischen Fachsprache handelte es sich um eine manische Nachschwankung nach der Phase der tiefen Depression.

Während des Sommers war Melanie im beschriebenen gehemmt selbstunsicheren Zustand; im Hintergrund immer die Angst vor der nächsten Winterdepression. Während der Menstruationszeit litt sie an schwerer Migräne, war kraftlos, niedergeschlagen.

Melanies Lebenskraft schien sehr bestimmt von den natürlichen Rhythmen. Um sie von den Lichtschwankungen der Jahreszeiten unabhängig zu machen, lieh ich ihr eins meiner Lichttherapie-Geräte aus, die physikalisch exakt imitiertes Sonnenlicht produzieren. Heute muss ich lachen über meine Naivität. Immer wieder meinen wir, uns mit Technik von der Natur emanzipieren zu können. Diese Lichtmaschine bewirkte bei Melanie denn auch nicht mehr als eine Steigerung ihrer inneren Unruhe.

Erst Jahre später, als wir uns beide bereit fanden, Melanies starke Verbundenheit mit den Rhythmen der Natur zu respektieren und sie sich gleichsam einen »Winterschlaf« zugestand, indem sie sich während der Wintermonate mehr Rückzug erlaubte, sich weniger abverlangte und zum Beispiel ihre Arbeitsleistung reduzierte, litt sie auch weniger unter den Schwankungen der Lebenskraft. Heute sagt sie von sich selbst: »Ich bin ein Winterschlafwesen.« Das bedeutete für sie in ihrer Lebenssituation erst mal, dass sie ihre »Mutterseite« überwinden musste.

Die depressive Blockierung

Melanie vermittelte mir nur langsam Einblicke in ihr Inneres. Sie klagte, sie sei mitten durch ihren Körper geteilt in eine linke und eine rechte Hälfte. Die linke Hälfte sei »die kindlich-träumerische Seite des Vaters«, die der rechten Hälfte unterliege, den rigiden »Geboten und Forderungen der Mutterseite«. Sie spüre dies sogar als körperlichen Kampf der harten verspannten rechten Körperseite gegen die weiche sinnliche linke Seite.

Wenn sie dem Leistungsdruck der rechten Seite nicht mehr standzuhalten vermochte, zog sie eine übermächtige Sehnsucht gegen ihren Willen in die Traumwelt der linken Seite. Meistens aber zwang sie sich, gequält von massiven Schuldgefühlen gegenüber ihrer Mutterseite, ihrer täglichen Arbeit nachzugehen, geriet so in eine Blockierung, spürte sich nicht mehr: »Ganz von meiner linken Seite abgeschnitten zu sein, ist wie von meiner Tiefe abgeschnitten sein. Ich bin dann nur noch Oberfläche, ein dünner, grauer Karton.«

Melanie trug schwer an ihrer Vergangenheit, die sie mir nur ganz langsam preisgab – aus Angst, ihre Herkunftsfamilie zu verraten. Armut, harte Arbeit, Lieblosigkeit, Ausgestoßensein, Ungerechtigkeit, jahrelanger sexueller Missbrauch prägten ihren Werdegang als drittes von sieben Kindern in einer Bauernfamilie.

Die Psychotherapie brachte Melanie im Laufe der Zeit zwar viel Entlastung und Einsichten in ihren Werdegang und ihre Familiengeschichte: Sie lernte Fähigkeiten von sich kennen und schätzen. Sie vermochte sich mit der Zeit besser abzugrenzen gegenüber ihrem Ehemann, den sie als fordernd und wenig einfühlsam erlebte, aber auch gegenüber den Erwartungen ihrer Kinder. Doch die Depressionen kehrten immer wieder, ja sogar häufiger, und sie verliefen schwerer, sodass sie schließlich eine medikamentöse Langzeit-Prophylaxe mit Lithium und Antidepressiva während der wiederkehrenden Schübe hinnehmen musste.

Sicher trug der wachsende Konflikt mit ihrem Ehemann viel dazu bei. Er empfand ihre Autonomiebestrebungen als Angriffe und erhöhte den Druck auf seine Frau. Als auch für ihn die Situation unerträglich geworden war, begleitete er Melanie für ein einziges Gespräch in die Praxis. Weitere Unterstützung konnte er nicht annehmen, obwohl auch er sehr bedürftig war. Aber auch die Herausforderungen der zwei nacheinander pubertierenden

Kinder, die Lernschwierigkeiten des Jüngsten, zehrten an Melanies Kraft.

Besonders zermürbend und erschöpfend aber erlebte sie den Konflikt zwischen ihrer linken und rechten Seite. Obwohl sie diese ihrem Vater und ihrer Mutter zuordnete, waren es nicht abgespaltene Persönlichkeiten. Melanie war keine multiple Persönlichkeit. Bei ihr waren vielmehr zwei Seiten eines Konfliktes besonders stark ausgeprägt, den wir alle in uns tragen: der Konflikt zwischen einer leistungsorientierten und einer regressiven Tendenz. Im Laufe der Behandlung vermochte Melanie zwar eine Mitte aufzubauen, die sie mit ihrem Ich identifizierte. Erlebte zum ersten Mal Stolz auf sich als Frau und Mutter, die Lebenstraumata verloren an Bedeutung. Aber es gelang uns trotz erheblicher Anstrengungen nicht, die Mutter- und die Vaterseite als Ich-Anteile zu integrieren und zu versöhnen.

In einem langen Brief, den sie mir zwischen zwei Sitzungen schrieb, brachte sie den erschöpfenden Kampf deutlich zum Ausdruck. Hier einige Auszüge:

»Ich glaube, mir ist jetzt bewusst, wie ich bin und womit ich immer kämpfe. Es sind drei Seiten in mir, wie ich jetzt erkenne: Die linke Seite herrscht oft völlig vor. Hier bin ich ziemlich chaotisch und widersprüchlich und wechsle oft häufig und schnell die Stimmungen. Ich habe öfter das Gefühl, und es tut sehr weh, hier noch ein Kind zu sein. Eines, das es besser nicht geben würde, das, so wie es ist, nicht gut ist, das gefällig zu sein hat, damit man es mag, und das starke Angst empfindet, wenn es den Erwachsenen die Stirn bieten möchte. Und das möchte ich oftmals! Ich habe dann stark und heftig den Wunsch auszubrechen, zu leben, frei zu sein! Alles abzustreifen, nicht immer zu müssen! ... Ich habe Freude an vielem. Mich fasziniert die Natur, ich liebe Blumen, Tiere, Musik und Bücher, und mich interessieren die Menschen, obwohl ich mich vor ihnen oft fürchte. Die rechte Seite ist viel unangenehmer. Ich empfinde sie als zu streng und hart, auch zu dominant. Sie ist verantwortlich, dass ich mich immer schuldig fühlen muss. Dauernd fordert, zwingt, scheltet und straft sie mich. Dazu kann sie überheblich, verletzend und zu stolz sein. Am liebsten würde ich sie beiseiteschieben ... In mir ist noch eine dritte Seite, in der Mitte. Vielfach aber hat sie keinen Einfluss mehr, geht sie im Wirrwarr unter. Sie ist ausgleichend und lenkend, auch sanfter. Sie ist mehr ein Gefühl, das mir signalisiert, was gut ist und tut, wann es genug ist oder, was ich besser machen oder nicht machen sollte. Aber ich bin nicht sehr trainiert, auf ›mich selbst‹ zu hören ... Aber ich bin meinen Gefühlen und Gedanken gegenüber sehr verunsichert, habe Angst und Mühe, sie spontan auszuleben. Vieles spielt sich nur noch in meinem Inneren ab. Ist das, was ich jeweils empfinde richtig, Wirklichkeit oder Einbildung? ... Manchmal möchte ich mich aufgeben, nicht mehr immer nur kämpfen. Ich mag einfach nicht mehr. Ich bin zu müde. Es kostet mich meine ganze noch vorhandene Kraft, mich noch einigermaßen in einem Rahmen zu bewegen. Die eine Seite zieht mich hinunter, ins Nichts, die andere hinaus, ins Nichts ... Ist das mein ganzer Lebenssinn? Sich nur noch nach beiden Seiten zu wehren, ständig mit der großen Angst, alldem einmal nicht mehr gewachsen zu sein und unterzugehen?«

Wir kamen in der Behandlung nicht mehr weiter. Vielleicht hatten wir Melanies Entwicklungsmöglichkeiten ausgeschöpft. Nach offizieller Diagnostik litt Melanie an einer manisch-depressiven Affekt-Psychose mit chronischem Verlauf. Ursache im Körper verborgen; keine Aussicht auf Heilung; lebenslange Lithium-Prophylaxe zur Verhinderung akuter Schübe; psychosoziale Betreuung. Tatsächlich sahen wir uns nur noch alle zwei, drei Wochen für ein Gespräch. Sie selbst hatte gebeten, die Medikamente auf ein Minimum zu beschränken.

Wieder einmal sorgte Melanie für eine Überraschung. Eines Tages fragte sie mich: »Kann Schamanismus nicht auch bei Depressionen helfen?«

Ich war überrascht. Melanie wusste zwar wegen meiner längeren Abwesenheiten, dass ich Schamanismus praktiziere – ich war damals eben von der ersten Sibirienexpedition zurückgekommen –, half mir selbst und war auch ermutigt, »leichtere Fälle« mit schamanischen Techniken zu behandeln, doch bei Melanie war ich im Zweifel. Meine inneren Kritiker mobilisierten eine ganze Litanei abschreckender Argumente: Sandra Ingermans und Michael Harners Warnung vor schamanischer Arbeit mit psychisch Kranken; Missbrauch von Melanie als Versuchskaninchen; Schüren unrealistischer Heilungserwartungen; Verurteilung durch die Fachkollegen …

Meine inneren Stimmen verfehlten ihre Wirkung nicht. Obwohl Melanie mir die Gelegenheit bot, meine Hypothese, dass die Depression eine abgebrochene schamanische Reise sei, zu überprüfen, schlug ich die Anwendung von schamanischen Praktiken für ihre Depressionen aus. Melanie reagierte auf meine Ablehnung seltsam gefasst und begann mir Erfahrungen zu erzählen, über die sie mehr als fünf Jahre geschwiegen hatte.

Melanie erzählte, sie lasse sich von ihrer linken Seite immer wieder verleiten, sich ins Bett zu legen und in eine andere Welt zu versinken, tief unter dem Boden. Dort erlebe sie sich ganz anders, stark und froh, von hellem Licht umgeben, in erholsame Ruhe eingebettet. Sie erlebe echte Glücksmomente. Aber weil sie sich vor ihrer Mutterseite, aber auch vor ihrem Ehemann und ihren

Kindern für ihre Reisen schämte, verblasse dieser Zustand sofort nach der Rückkehr ins Alltagsleben. Es gelinge ihr nicht, aus der anderen Welt Kraft fürs Alltagsleben mitzunehmen. Dieses Abgeschnittensein von der Kraft im Alltagsbewusstsein hatte ich schon bei Annelies kennengelernt.

Eigentlich fliehe sie aus dem wirklichen Leben, verrate ihre Familie und vernachlässige ihre Pflichten. Aber sie brauche diese Reisen in die Tiefe ihrer kindlichen Seite. Wenn sie sich über längere Zeit zwinge, ganz in der Alltagswirklichkeit zu bestehen, gerate sie zunehmend in eine depressive Blockierung, die sie von ihrer Tiefe abschneide, dann sei sie flach und steif, nur noch Oberfläche. Alles Leben erstarre, ihre Umwelt sei ihr fremd. Panische Ängste vor der Zukunft beherrschten sie.

Und dann kam das erstaunlichste Eingeständnis: »Ohne meine Depressionen könnte ich aber nie in diese Tiefe reisen. Sie nehmen mich ganz aus der Alltagswelt. Eigentlich befreien sie mich davon. Alle meine Pflichten und Aufgaben, kümmern mich dann nicht mehr, ich bin für die anderen unerreichbar. Ich bin eigentlich nicht mehr anwesend für meine Umwelt. Dann kann ich gehen.«

Was Melanie da erzählte, konnte ich unterschiedlich einordnen. Als Psychologe erzählte sie mir vom Durchbruch von Regressionswünschen. Auf dem Hintergrund meiner schamanischen Erfahrungen beschrieb Melanie eine Art schamanischer Reisen in eine andere Wirklichkeit. Sie reiste hinter die Depression in eine hell leuchtende Welt, in der sie sich aufgehoben und voll Kraft fühlte. Im Unterschied zu Dagmar und Annelies strebte Melanie absichtlich in die Finsternis und fand denn auch das Leuchten und die Kraft hinter der Finsternis.

Melanie beschrieb auch als Erste, dass die depressive Bewusstseinsveränderung ihr half, aus der gewohnten Umwelt auszutreten. Sie bestätigte meine Annahme, dass Depression mit einem veränderten Bewusstseinszustand verbunden ist. Warum hatte mir Melanie dies nicht schon viel früher erzählt? – Ich habe sie nie danach gefragt. Ich beschloss, meine eigenen *Verbündeten* in der *Nichtalltäglichen Welt* zu fragen, ob ich mit Melanie schamanisch arbeiten solle.

Bevor ich darauf eingehe, will ich noch anfügen, warum Melanie glaubte, ihr Vater habe sie die Technik des Reisens in ihre eigene Tiefe gelehrt. Melanie beschrieb ihren Vater als feinfühligen, aber unbeherrschten Mann, wahrscheinlich war er auch depressiv. Er war vom Ausland eingewandert, in seiner Wahlheimat aber nie glücklich, als Bauer glücklos, seiner Frau völlig unterlegen. Melanie war sein Lieblingskind. Das hieß aber für Melanie, dass sie dauernd auf Hof und Feld mitarbeiten musste, keine Freizeit hatte. Er gestand ihr nicht einmal Zeit ein, ihre Schulaufgaben zu erledigen und in der Erntezeit ließ er sie öfters nicht zur Schule gehen. Er konnte sie auch auf verletzende Art beschimpfen, unterdrückte jeden Versuch, Selbstständigkeit zu entwickeln. Andererseits hat er sich mit Melanie stundenlang an den Bach gesetzt und ihr gezeigt, wie er zwischen den Welten pendelte, um sich das Leben erträglicher zu machen. Er lehrte sie auch in der Natur Kraftplätze zu finden, von Pflanzen die Heilkraft zu erfahren und mit Tieren zu kommunizieren.

Melanie meinte, indirekt habe er ihr geholfen, die Unterdrückung beider Eltern und den jahrelangen sexuellen Missbrauch eines Knechtes des Nachbarshofes zu überleben, indem sie immer wieder in der anderen Welt Zuflucht vor Schmerz und Einsamkeit suchen konnte.

War dies nur eine kindliche Wunschwelt, die sich Melanie aufbaute, um nicht vollends unterzugehen? Oder hatte Melanie in ihrer Not die Fähigkeit der Schamaninnen und Schamanen entdeckt, auf die andere Seite der depressiven Finsternis zu reisen, ans Licht zu kommen? Oder sind Kinder noch in Kontakt mit jener ursprünglichen Bewusstseinsschicht, welche die Schamaninnen und Schamanen nutzen, um in die Einheit mit der Kraft des Universums zurückzukehren?

4. Das Geheimnis der Depression

Meine Klienten sind in dieser Wirklichkeit meine Lehrer, in der *Nichtalltäglichen Wirklichkeit* sind es Geistwesen. Nachdem ich die Leiden meiner Klienten, ihre Worte, ihren Kampf beschrieben habe, will ich fairerweise auch meine persönlichen Erfahrungen darlegen.

Unsichtbarsein, Verbergen aus Scham, Hilflosigkeit und das Gefühl des Andersseins waren die beherrschende Sorge meiner Auseinandersetzung mit den Depressionen. Als sich Josef, mein jüngerer Bruder, umbrachte, verkehrte sich diese Sorge. Unter einer schier unerträglichen Wucht von Schuld und Scham begann ich nach dem Geheimnis hinter den Depressionen zu suchen. Eine heimliche Suche, aus Angst vor jenen, die besser wissen, wie mit Depressionen umzugehen sei, was mit depressiven Menschen zu geschehen habe.

Ich musste meinen eigenen Weg finden. Schon als kleiner Junge hatte ich bemerkt, dass ich den Hammer nicht auf dieselbe Art in der Hand hielt wie meine älteren Brüder, den Nagel aber doch ins Holz brachte.

Josef hat mit 21 Jahren, wenige Wochen nach Abschluss seiner Ausbildung als Flugsicherungsleiter und mit einer vielversprechenden Zukunft vor sich, seinem Leben ein Ende gesetzt. Nun war er für immer unsichtbar. In unserer Familie haben sich alle voreinander verborgen. Als Kinder haben wir uns gemeinsam verborgen, Josef und ich. Unser Versteck war die »Laui«, der Wildbach außerhalb unseres Wohnortes, ein kleines Bauerndorf am Rande der Schweizer Alpen. Am Ende der Schulzeit haben sie uns in verschiedene Städte zur Ausbildung geschickt.

Nun standen wir alle am offenen Grab, ein kalter, nebliger Februartag, Mutter, Vater, die beiden älteren Brüder Pius und Heinz, Josefs Freundin, die Taufpaten und einige Verwandte. Josef hatte uns alle zusammengebracht. Alle standen da mit leerem Blick, ratlos, stumm, in die eigene Ohnmacht versunken. Da war niemand, den oder die ich mehr als mich selbst für seinen Tod hätte beschuldigen können.

In seinem Abschiedsbrief an mich stehen nur wenige kurze Anweisungen, wie wir mit seinen Habseligkeiten verfahren sollten und eine Warnung, die ich seiner Freundin weitergeben musste. Er schrieb, ihr drohe dasselbe Unheil. Auch sie werde nie Liebe finden und schließlich an ihrer Einsamkeit zugrunde gehen. Es ist die Kargheit seines Abschiedsbriefes, in der so viele Vorwürfe stecken. Er, mein Bruder, hat mir nichts mehr zu sagen, nicht einmal eine ausgesprochene Anklage oder irgendeine Bemerkung über die gemeinsam verbrachte Kindheit, die Laui, die Erlen.

Das Verbindende zwischen uns war, dass wir einander nichts zu sagen hatten, wir hätten über das Elend in unserer Familie reden müssen, den unbeschreiblichen Schmerz über unsere gemeinsame Einsamkeit, die niemand, auch meine Eltern nicht, verantworten können, weil sie immer ihr Bestes gegeben haben. Es wäre uns nur geblieben, miteinander zu weinen, und das wäre das Schlimmste gewesen, weil wir nicht wussten, wie man weint, wir kannten nur die Erstarrung.

Als Kind hatte Josef noch geweint, für sich allein abends im Bett. Nun hatte er die Einsamkeit und Lieblosigkeit nicht mehr ertragen. Dagegen vermochten auch seine Freundin und eine vielversprechende Zukunft nichts auszurichten. Weil er sich vom Leben selbst im Stich gelassen fühlen musste.

Meiner Erstarrung folgte die ohnmächtige Wut und dann der Trotz. Das Leben hatte uns zurückgewiesen. Ich mochte aber nicht aufgeben und wollte nun nach dem Geheimnis der Depressionen suchen. Vielleicht hat Josef mir durch seinen Tod das Überleben gesichert.

Depression ist die in uns allen angelegte Möglichkeit des Scheiterns auf der Suche nach Lebenskraft. Unser Weg des Scheiterns hatten unsere Ahnen bereits angelegt. Unser Großvater, der Vater meiner Mutter, soll unter Depressionen gelitten haben. Mutters Kampf gegen die Depressionen haben wir miterlebt. Wer weiß, wie weit zurück in der Ahnenreihe die Geschichte der Wegbereiter des Scheiterns reicht. Auch ihnen wollte ich trotzen, wollte nicht *gegen,* sondern *mit* den Depressionen fürs Leben kämpfen.

Als mich die Finsternis das erste Mal zurückholte, war ich erst zehn Jahre alt. Vater war eben von zu Hause weggezogen. Mutter musste arbeiten, als Putzfrau, später als Schrankenwärterin bei der Bahn. Der Ladenbesitzer im Parterre nutzte meine Einsamkeit. Er hatte es leicht, mich mit seinen Süßigkeiten gefügig zu machen. Ich spürte bald nicht mehr, was er mit meinem Körper machte.

Die Auswirkungen spiegelten sich bald in meinem alltäglichen Leben wider. Die Stimme des Lehrers klang immer weiter weg, ich saß immer länger vor dem leeren Blatt, die Freunde fragten mich nicht mehr, ob ich mitgehe zum Fußballspielen. Ich schämte mich und floh zu den Erlen an der Laui. Immer wieder sagten die anderen zu mir: »Du schaust so finster. Was hast du?«

Ich konnte nicht reden, konnte nicht mehr fühlen – mich nicht und die anderen nicht.

»Starr nicht in den Boden. Sitz gerade«, bekam ich oft zu hören, doch die Kraft fehlte mir, und ich war wehrlos. Es war dunkel in mir und um mich. Es gab kein Innen und kein Außen mehr. Es gab nicht Tag, nicht Nacht, nur Unruhe, Angst, Ohnmacht und – Sehnsucht. Ein qualvolles Herumirren in einer gespenstischen Zwischenwelt.

In den Sommerferien schickte uns Mutter für vier Wochen in ein Ferienlager in die Berge. Josef litt sehr unter Heimweh. Ich fühlte nichts, nicht einmal Erleichterung, dass ich nicht mehr beim Ladenbesitzer einkaufen musste. Gegen Ende des Ferienlagers konnte ich mich wieder an den Spielen der anderen beteiligen.

Nachher schien die Welt verändert. Waren es meine Augen, meine Ohren, meine Hände, die anders wahrnahmen? Ich hasste das grelle Licht. Die Schatten zogen mich an, sie blieben Tore zur Finsternis, die offen standen. Ich spürte die Lockung, die Sehnsucht und die Angst: Nie wieder in der Finsternis herumzuirren.

Zuhause war es kalt. Mutter stand auch wieder frierend in der Dunkelheit. Der kleine Bruder weinte oft abends im Bett. Wenn

die Lichter zu grell, zu hektisch, zu laut waren, verzog ich mich
zu den Erlen. Das Schattenspiel der im Wind tanzenden Blätter,
das Rauschen des Baches und der eigenartige Geruch der Erlen
weckten in mir die Lebensgeister wieder für eine Zeit.

Mutter sagte immer wieder: »Auf jede Nacht folgt ein neuer Tag.«
Manchmal sagte sie es tröstend zu einem von uns Kindern. Oft
aber hörte ich sie diesen Satz mitten im Tag vor sich hinsagen.
Ich spürte, sie versuchte sich selbst zu trösten. Später sagte sie
immer häufiger: »Jetzt mache ich dann Schluss!« Auch von diesem Satz wusste ich genau, was er bedeutete, und verkroch mich
freiwillig in mein Zimmer. Ich habe es bald aufgegeben, zu ihr
zu gehen, um sie zu trösten. Sie sagte jedes Mal: »Lass mich in
Ruhe!« Das sagte sie auch zu meinen Brüdern. Josef weinte oft,
wenn er ins Zimmer kam.

Als die Pubertät beginnen sollte, verlor ich wieder meine Sprache. Mein Rücken krümmte sich, ich rollte mich ein. Man schickte mich in Behandlung, um wieder sprechen zu lernen. Niemand
sagte mir den Namen für das, was ich erlebte. Offensichtlich
steckte die Therapeutin selbst in einer Krise. Sie nutzte meine
Sprachlosigkeit, um ihre Sorgen abzuladen. Ihr Mann hatte sie
verlassen. Ich hatte das alles schon mal miterlebt, als Vater und
Mutter sich trennten. Sie tat mir leid. Ich ließ sie reden.

Am Ende der Schulzeit schickte man mich zum Erlernen eines
Berufes in die ferne Stadt. In Zürich sollte ich in einer großen
Maschinenfabrik während vier Jahren zum Maschinenzeichner
ausgebildet werden und in einem Lehrlingsheim wohnen. Mutter
war stolz auf die große Fabrik. Und sie war stolz, dass ich zu jenen
gehörte, die aufzeichneten, was in den großen, rußigen Werkhal-
len produziert wurde. Tag für Tag wurde es wieder dunkler in mir

und um mich. Innen und außen wurde wieder einerlei. Die Verbindung zur Kraft war abgeschnitten.

Ich lebte in einem Lehrlingsheim unter lauter Maschinenschlossern, Mechanikern, zumeist Bauernsöhne, die, wie ich, in diesem Großunternehmen den Anfang für ein besseres Leben machen wollten. »Du sollst es einmal besser haben«, wiederholte Mutter zum x-ten Male, wenn ich fragte, warum ich in die Stadt, in diese Fabrik gehen müsse. Langsam, wie allmähliches Erfrieren, drang die Erstarrung von außen immer tiefer hinein. Aber niemand merkte, dass ich an der Trennung von Zuhause beinahe zugrunde ging.

Ich habe es verborgen, mich auf hundert Arten versteckt. Zum Beispiel hinter Magendarmbeschwerden, Atembeschwerden, Rückenschmerzen, Schlaflosigkeit. Der Arzt verschrieb mir Valium und zum Aufwachen Vitamin B 12. Nach einem Verkehrsunfall, den ich als Siebzehnjähriger hatte, haben sie versucht, meinen Rücken geradezudrücken, zuerst mit einem Korsett aus Gips, dann aus Stahl. Endlich hatte ich einen für alle sichtbaren Grund, mich immer wieder zurückzuziehen. Hinter diesem Panzer konnte ich mich verbergen und immer wieder von der Arbeit fernbleiben, wenn ich zu kraftlos war. Die Ärzte sagten, ich müsse den Panzer auf unbestimmte Zeit tragen.

Traumlichter

Trotz des Panzers fand ich Simone, meine erste wirkliche Freundin. Sie brachte mich oft in ihre Familie. Ihre Mutter erlaubte mir sogar, manche Nächte bei Simone zu verbringen. Eigentlich hätte ich nach zehn Uhr im Lehrlingsheim sein müssen. Wenn ich nicht schlafen konnte, las Simone aus ihren Büchern vor, sogar aus der Bibel. Mich störte nicht, dass ich nicht schlafen konnte. Nach einer durchwachten Nacht fühlte ich mich tagsüber oft wacher, angeregter, aktiver. Schlafentzug half mir.

Ich beobachtete Simone beim Schlafen. Manchmal huschte ein Lächeln über ihr Gesicht. Und ihre Augen wanderten unter den geschlossenen Lidern unablässig hin und her. Am Morgen erzählte sie mir von ihren Träumen und wollte auf diese Weise, dass ich auch etwas vom Schlaf »mitbekomme«. Sie erfand sogar Träume für mich und weckte allmählich meine Sehnsucht nach dem Träumen, die mit der Scham weiterging, dass ich offensichtlich so oberflächlich, ohne Fantasie, ohne Tiefe war, selbst zu träumen. Oft hielt ich es bei Simone nicht aus, im Lehrlingsheim erst recht nicht. Ich lief nächtelang durch die menschenleeren Straßen oder saß in einem kleinen Park, sprach mit dem Mond. Sein kühles, sanftes Licht ertrug ich. Hier in der Stadt brannten auch nachts überall Lichter, Straßenlampen, Lichtreklamen, Autoscheinwerfer. Es war nie richtig dunkel.

Schlimmer noch war das Tageslicht und vor allem das Kunstlicht in den Großraumbüros. Dieses Licht lähmte mich. Und nachts entlud sich dessen Kraft auf meiner Haut, vibrierte in meinen Muskeln, blitzte durch meine Gedanken. Unruhig wälzte ich mich hin und her, kreiste durch die endlose Nacht. Dann war es besser, sich nicht schlafen zu legen.

Licht erschreckte und lähmte mich. Ich brauchte die Dunkelheit. Die Ratschläge der Ärzte schienen mir verkehrt: »Geh hinaus, geh unter die Leute, unternimm etwas, lenk dich ab. Du brauchst mehr Sonne.« Ich ertrug die Sonne nicht. Sie weckte, forderte heraus, und sie ermüdete mich.

In diesen schlaflosen Nächten war immer häufiger der Mond mein Gesprächspartner. Sein Silberlicht zog mich an. Kehrte er mir seine dunkle Seite zu, trotzte ich ihm. Trotzen hielt mich wach. Schlafentzug gegen Depressionen. Der Mond schien mich zu lehren, dass wir verwandte Wesen sind – nicht Mondsüchtige, wie jene Menschen oft abschätzig betitelt werden, die für die rhythmische Kraft des Vollmondes empfänglich sind.

Während ich durch die Nächte irrte, holte sich Simone im Schlaf ihre Lebenskraft. Jene Kraft, mit der sie mich am Morgen anstrahlte, mich umarmte, mit mir stritt, arbeitete, ausging, sich vergnügte. Ich dagegen vermochte oft tagelang das Zimmer nicht zu verlassen, oder musste nachts durch die Straßen laufen. Wenn ich nur hätte schlafen können wie Simone – kein Valium-Dämmern.

Die Helle fordert Kraft, die Finsternis ließ sie aufkeimen. Schlafen ist mehr als Regeneration, wie immer gesagt wird. Schlafen war Simones freiwilliger Rückzug in die Finsternis. Jeden Abend ging sie ganz selbstverständlich, ohne Angst in die Finsternis des Schlafes und erwachte am Morgen voll Lebenskraft. Simone fürchtete nicht, in der Finsternis vom Tod gerufen zu werden. Sie war offenbar in einer ganz anderen Finsternis als ich. Ich musste Simone in die Finsternis des Schlafes folgen. Dort die Kraft suchen, die mich ins Licht zurückbringt. Mir wurde klar, dass die Helle selbst, das Licht der Sonne mir diese Kraft nicht geben kann. Da musste in der Dunkelheit der Nacht noch eine andere Kraftquelle verborgen sein. Ich begann zu ahnen, dass in der Dunkelheit noch ein anderes Licht leuchtete.

Ich wandelte noch lange betäubt durch eine düstere, trostlose Zwischenwelt. Wo die Dunkelheit nie weicht, Tag und Nacht unterschiedslos sind, die Grenze zwischen innen und außen aufgelöst ist, verwischt, wo Wachen und Schlafen nur Variationen eines Dämmerzustandes sind.

Das Ende der Lehrzeit brachte die Erlösung, die Befreiung aus der Gefangenschaft jener düsteren Fabrik. Am Ende meiner vierjährigen Ausbildung haben meine Vorgesetzten die Tage und Wochen zusammengezählt, die ich gefehlt hatte. Sie sagten, es sei ein ganzes Jahr. Aber niemand sprach von Depressionen. Das war die Hauptsache.

Ich konnte wieder schlafen und spürte wieder Kraft in mir. Gefühle erwachten wieder, ich spürte wieder Hunger, Lust, Wut. Ich hatte wieder die Kraft, wach zu sein. Es gab wieder Tag und Nacht. Ich ertrug die Sonne wieder, die Helle und die Menschen. Ich spürte Lebenskraft.

Simone hatte das Warten nicht ausgehalten. Sie war die Einzige gewesen, die von meinen Depressionen wusste, obwohl wir sie nie benannt hatten. Seither hat niemand mehr davon erfahren.

Auf der Suche nach Lebenskraft hatten wir gemeinsam die ersten Schritte eines Tanzes mit dem Schlaf gelernt. Nun musste ich allein weitermachen. Jahre später als Psychologiepraktikant in einer psychiatrischen Klinik habe ich bei einer schwer depressiven Frau eine Schlafkur miterlebt. Man schickte sie mit medikamentöser Hilfe auf die Suche nach der Lebenskraft des Schlafes. Als die Frau nach der Schlafkur heimkehrte, strahlte sie wieder. Ich misstraute diesem Strahlen.

Sie war chemisch in den Schlaf gestoßen und dort festgehalten worden. Außerdem hatte ich damals bereits herausgefunden, dass der Schlaf nur die Schwelle zur Kraft ist. Schlafen ist unser freiwilliger, natürlicher Gang in die Finsternis. Simone ließ sich in den Schlaf sinken, konnte vollkommen loslassen. Aber die Kraft treffen wir erst am anderen Ende der Finsternis. In den Träumen scheint sie auf.

Mondgespräche

Nach der Trennung von Simone vermisste ich sie sehr. Viele Nächte verbrachte ich wieder im kleinen Park. Oft schien der Mond durch die Baumwipfel. Ich freute mich auf sein Kommen. Ich war wütend, wenn er ausblieb. Irgendwann warf ich ihm vor, er sei in derselben misslichen Lage wie ich selbst, weil er kein eigenes Licht habe, er strahle nur das Sonnenlicht ab.

Das Gefühl, keine eigene Energie, kein eigenes Feuer in mir zu haben, war für mich eine grauenvolle Entdeckung. Heute weiß ich, dass dies nicht stimmt. Ich kam mir fremd und ausgeschlossen unter den Menschen vor. Ich beneidete den Mond, der nur nachts wirklich sichtbar sein musste, ja regelmäßig auch nachts verborgen bleiben durfte.

Man sagt, der Mond sei irgendwann von der Erde abgespalten, um die er seither kreist. Ich selbst fühlte mich als Mondwesen: abgespalten auf ewig ohne eigenes Licht um die Welt der Menschen kreisend. In sturem Rhythmus zeigt der Mond uns seine sonnenbeschienene und seine finstere Seite. Wenn er als helles Gestirn am Nachthimmel stand, bat ich ihn, wenigstens so viel von seinem Sonnenlicht auf mich abzustrahlen, dass ich weitergehen konnte. Wenn er als schwarze Scheibe am Himmel stand, dann trotzte ich ihm, ich hielt mich wach, um nicht ganz zu erkalten. Wenn der Strom der Energie nie abreißt, ist die Gefahr gebannt, in Totenstarre zu verfallen. Vielleicht war das die Wirkung von Schlafentzug. Ich fand heraus, dass ich nach Ruhephasen, wie Wochenenden oder Ferien, mindestens eine Nacht schlaflos bleiben musste, um nicht ins Loch zu fallen.

Vermutlich erscheint es naiv, vom Mond wie von einem menschlichen Wesen zu sprechen. Der Vollmond, dieses zügellose Leuchten zeigte mir, wie ich mich am besten verbergen konnte. Nichts von dem auf ihn fallenden Sonnenlicht hält er zurück. Er strahlt es ab, nichts dringt in ihn ein. Er ist wie ein großer Spiegel, der die dunkle Seite hinter sich verbirgt. Auch ich kann Spiegel sein, das Sonnenlicht, das auf mich fällt, sofort wieder abstrahlen. Alle Energie gegen außen verströmen, reflektieren. Diese andere Seite der Depression, dieses hemmungslose Leuchten wird in der Fachsprache die Manische Seite genannt. Es ist die Seite hemmungsloser, ungesteuerter Aktivität, zügelloser Kraft. Sie ist der andere Pol der Depression. Es ist nicht wahr, dass Depression Trauer ist. Depression ist eigentlich das Auseinanderfallen der aktivierenden und der hemmenden Kraft oder Seite in uns.

Mit etwa 22 Jahren fand ich in der Finsternis des Schlafes ein schwaches Leuchten. Träume blinkten kurz auf. Ich suchte einen Psychoanalytiker auf. Ich bat ihn, mich besser träumen zu lehren. Er aber interessierte sich dafür, was meine Träume für mein Wachleben bedeuteten. Wir haben uns missverstanden. Für ihn waren Träume wirre und bizarre Informationen aus meinem Inneren, die er als Fachmann entwirren und vervollständigen müsse. Ich glaubte, während des Schlafens irgendwohin zu gehen, wo ich Lebenskraft finden konnte. Er sollte mir den Weg dorthin zeigen.

Ich konnte mir einfach nicht vorstellen, dass ich im dunklen Schlafzimmer von der Umwelt völlig abgeschottet, bewusstlos unter der Bettdecke liegend die Kraft finde, die mich so stärkt, dass ich am Morgen wach und erholt die Herausforderungen des Tages bestehen kann. Ich war genug im dunklen Loch der Depressionen gehockt, dass ich wusste, in der Finsternis ist keine Kraft. Da weicht die letzte Kraft noch.

Träumen schien die lange gesuchte Quelle hinter der Finsternis, an der ich Lebenskraft schöpfen konnte. Träumen ist die Begegnung meiner Seele mit dem Leuchten der Lebenskraft. Schlafen ist der Rückzug, das Loslassen aus der Wachwelt und die Einkehr in jenen Zustand, der Träumen ermöglicht.

Der Tod von Josef ließ mich erneut erstarren. Es war früher Morgen. Monika und ich saßen noch am Frühstück. Plötzlich war Pius an der Türe, er hatte mich noch nie grundlos besucht: »Mit Josef ist etwas passiert. Komm mit!«
Er hatte den Satz noch nicht zu Ende gesprochen, als bereits die Kälte in mir hochkroch.

Monika tröstete mich. Am Abend wollte ich, dass sie mir ins Gesicht schlägt. Sie beschwor mich, ich brauche keine Schuldgefühle am Tod von Josef zu haben. Ich konnte ihr nicht sagen, dass die Ohrfeige mir vielleicht helfen würde, zu spüren, dass ich noch da bin. Damals hatte ich noch keine Worte dafür.

Drei Wochen irrte ich wieder durch die Nächte, sprach wieder mit dem Mond. Kalte Winternächte, oft regnete es, Winde jagten die Wolken über den Nachthimmel. Ich hatte das Gefühl, als ob in diesem Mondlicht eine andere Welt aufscheinen würde. Vielleicht jene Welt, in die mein Bruder gegangen war. In dieser Wirklichkeit war ich nicht allein.
Wenn der Morgen nahte, bat ich den Mond: »Hilf mir unsicht-

bar sein!« Am Tag kam ich mir vor wie anästhesiert unter den Operationslampen.

Diese Suche brachte mich dazu, Psychologie zu studieren, und hat mich schließlich sogar zum Schamanismus geführt. Als Psychotherapeut habe ich seit zwanzig Jahren die Chance, gemeinsam mit depressiven Klientinnen und Klienten nach dem Geheimnis des depressiven Rückzuges aus der Alltagswirklichkeit zu forschen. Dabei habe ich eine erstaunliche Entdeckung gemacht: Depression ist aus schamanischer Sicht die zurückgewiesene Initiation, jene Wesenswandlung, die Menschen öffnet für die Einsicht in die immaterielle Wirklichkeit der Kräfte des Lebens, die auch die Kräfte des Universums sind.

Das Wissen der alten Schamanen hat mich gelehrt, in diese Wirklichkeit zu gehen, dort zu sehen, hören, riechen, schmecken. Vielleicht aber hat mir dieses Wissen nur den Mut gegeben, ganz aus dieser Welt zu fliehen. Depressive wollen aus der Welt fliehen, weil sie es hier nicht aushalten. Aber sie wagen diesem Drang nicht nachzugeben, weil alle fordern, hier in der Alltagswirklichkeit zu bleiben.

Mit der Depression vor einem Jahr hat mein Weg nochmals eine Wendung genommen. Ich musste nochmals dem Tod begegnen, von ihm lernen, meine Ängste zu überwinden. Nun habe ich nichts mehr zu verlieren.

Es ist so, als ob ich endlich am anderen Ende des dunklen Tunnels angekommen wäre. Dort begegnete ich dem Licht des Todes, aber auch der Verwandlung, des neuen Lebens. Mein altes Wesen musste sterben, um gewandelt wiederzukommen. Vielleicht ist es auch mein ursprüngliches Wesen.

Ich habe mit der Zeit begriffen, dass ich mich in meinen Depressionen auf denselben Weg begab wie die alten Schamanen. Vielleicht ist Depression die Regression, die Rückkehr in jenen alten Bewusstseinszustand, in dem Schamanen, vielleicht alle Menschen früherer Zeiten, gelebt haben.

Jene letzte Depression hat mich mehr als alle früheren verändert, hat meine Wirklichkeit verändert, oder nur meine Sicht der Wirklichkeit. Ich habe aus der Dunkelheit eine neues Wissen zurückgebracht. Licht überzieht den Alltag mit Farben wie eine bunte Verpackung. Licht beleuchtet die Oberflächen. Es sind die Schatten, sie öffnen den Raum fürs Leben, sie sind die Dunkelheit, die ins Licht hinein reicht. Die Schatten modellieren die Formen zu Gestalten und Gegenständen, sie weisen ins Innere. Drinnen in der Finsternis, im Herzen, im Baum, unter der Erde pulsiert die Lebenskraft. In der Finsternis entspringt die Lebenskraft.

III
Schamanismus – Rückkehr des Archaischen

5. Der Heiler und der Zauberer –
Michael Harner und Carlos Castaneda

*»Die Hellsichtigkeit im Schamanismus ist die Fähigkeit,
das zu beleuchten, was andere als Dunkelheit wahrnehmen ...«*
Michael Harner, Der Weg des Schamanen, S. 190

Der amerikanische Anthropologe Professor Michael Harner hat
zu Beginn der Achtzigerjahre mit dem Core-Schamanismus einen kulturunabhängigen Weg zur praktischen Erfahrung des
schamanischen Wissens geschaffen. In seinem Standardwerk
Der Weg des Schamanen beschreibt Harner, wie ihn das Leben
bei den Jívaro- und Conibo-Indianern im Amazonasgebiet und
das Studium vieler schamanischer Kulturen zur Entdeckung des
Core-Schamanismus geführt haben. Harner hat aus anthropo-
logischer Sicht den universalen Wesenskern der schamanischen
Praktiken herausgearbeitet.

Michael Harner ist selbst den Weg des Schamanen gegangen.
Die Initiation, die ersten schamanischen Erfahrungen machte
Harner anfang der Sechzigerjahre unter dem Einfluss von *aya-
huasca,* einer halluzinogenen Dschungel-Liane, welche die Co-
nibo-Indianer am oberen Amazonas zur Veränderung des Bewusstseinszustandes einnehmen. Etwa zur gleichen Zeit zog ein
anderer amerikanischer Anthropologe, Carlos Castaneda in den
Südwesten der USA, um bei den Yaqui-Indianern der Gebrauch
von halluzinogenen Pflanzen zu untersuchen und geriet unver-

hofft in die Rolle des Schülers eines Meisterschamanen, genannt Don Juan.

Harner und Castaneda sind nicht beim Studium der Wirkungen von halluzinogenen Pflanzen stehen geblieben. Sie haben eindrücklich beschrieben, wie die Bewusstseinsveränderung ohne Drogen erreicht werden kann. Damit haben sie uns das Tor geöffnet, selbst den Weg des Schamanen zu gehen. Castaneda weist den Weg des Zauberers. Harner führt uns zum Heilen: eine der ursprünglichen Aufgaben der Schamanin und des Schamanen.

Im Kern geht es Harner und Castaneda um dasselbe.

Das Ziel des Zauberers ist, sein Bewusstsein über die Schwelle des Todes hinaus zu bewahren; des Heilers Ziel ist die ursprüngliche Harmonie mit dem Universum. In ihrer Sicht sind Krankheiten Wandlungen und der Tod die letzte irdische Wandlung.

Ob als Heiler oder als Zauberer, die Schamanin, der Schamane sind Meister der Kräfte des Lebens, letztlich des Universums. Meister und Meisterin sind Menschen, die ihr Handwerk in vorbildlicher und wegweisender Art beherrschen, mehr noch, sie haben sich ihm hingegeben, geweiht, sie sind Eingeweihte.

Michael Harner und Carlos Castaneda sind Pioniere einer neuen Schamanismus-Forschung und -Praxis. Sie haben wohl als Erste erkannt, dass wir Schamanismus nur verstehen können, wenn wir selbst den Weg des Schamanen gehen. Über Schamanismus kann nur wirklich reden, wer seine Kraft und Wirkung an sich selbst erfahren hat.

Harner und Castaneda haben dem Schamanismus in der postmodernen Zeit zu einer Renaissance verholfen. Sie lehren uns aber nicht ihren persönlichen Weg, sondern stützen sich auf das Wissen der alten Schamanen. Carlos Castaneda exhumiert die Praktiken der angeblich schon vor der geschichtlichen Zeit untergegangenen Tolteken, Ureinwohner Mexikos. Michael Harner sammelt die Wissensscherben in den letzten von der Zivilisation noch nicht niedergewalzten schamanischen Traditionen bei den Indianern Nord- und Mittelamerikas, den Inuits Alaskas, den Sami Lapplands, bei den Völkern Sibiriens. Er versuchte diese Scherben zum Gralsbecher eines zeitlosen Schamanismus zusammenzusetzen.

Für Harner ist der zeit- und kulturübergreifende Kern des Schamanismus die Bewusstseinsreise in die *Nichtalltägliche Wirklichkeit*. Voraussetzung dafür ist die Vorstellung eines Reiseweges und die schamanische Trance, induziert durch Trommeln oder andere monotone Klänge. Der Weg von der Alltagswirklichkeit in die *Nichtalltägliche Wirklichkeit* führt durch eine Schwellenzone, z. B. durch einen Tunnel oder durch die lichte Sphäre zwischen Himmel und Erde in die *Untere Welt* respektive die *Obere Welt*.

Praktiziert wird die schamanische Reise in der Stellung des Träumens, am Boden liegend, mit verdunkelten Augen, die Ohren von der Umgebung abgeschottet durch den monotonen Klang der Trommeln. Im Unterschied zum Träumen aber ist das Bewusstsein wach und strebt seinem Ziel entgegen: die Begegnung mit den *Verbündeten* in der *Nichtalltäglichen Wirklichkeit*.

Dort findet der/die moderne schamanische Praktiker/in nach dem Vorbild der alten Schamanen Kontakt zu *Krafttieren* und spirituellen Lehrern. Wie schon seit Jahrtausenden vermitteln sie das Wissen und die Heilkraft, um im Alltag für sich selbst, andere und die Welt heilsam zu wirken. Harner behauptet, alle

Menschen seien zu solchen Bewusstseinsreisen fähig, und daher können auch alle lernen, mit schamanischen Heilkräften zu wirken, entweder für sich selbst oder für andere.

Harners Reisetechnik hilft, unsere ureigene spirituelle Begabung und Kraft wiederzuentdecken und zu praktizieren. Wir brauchen uns nicht die Rituale nativer Traditionen anzueignen, um den Schamanen in uns wiederzuerwecken. Er schläft in unserer Seele. Die spirituellen Kräfte und Fähigkeiten gehören zum Menschsein.

In uns allen steckt die Schamanenkraft. Seine Behauptung bestätigen die vielen tausend Frauen und Männer jeden Alters, die während der letzten zehn Jahre überall auf der Welt in den Seminaren von Harner und seinen Lehrbeauftragten das schamanische Reisen gelernt haben und es seither für sich und andere praktizieren.

Ich lernte Michael Harner 1994 in Esalen, Kalifornien, in einem 14-tägigen Workshop kennen. Ein Jahr zuvor habe ich in Seminaren bei Paul Uccusic, dem Lehrbeauftragten Harners in Europa, begonnen, Harners Methoden zu trainieren. Neben vielen neuen schamanischen Techniken habe ich vor allem die Kraft von Harners Humor erfahren. Als Nicht-Muttersprachler hatte ich keine Chance, Harners Feuerwerke von Witzen und Wortspielen zu verstehen, umso tiefer haben mich sein Humor, sein Lachen und die darin mitschwingende Liebe zu allem Lebenden berührt.

In den folgenden drei Jahren habe ich als Teilnehmer von Harners sechsteiligem Fortgeschrittenenprogramm in Schamanismus und schamanischem Heilen seine weitreichende Erfahrung in schamanischen Techniken praktisch erfahren. Besonders beeindruckt haben mich Michael Harners unerschütterliches Vertrauen in die Kräfte der *Nichtalltäglichen Wirklichkeit* und seine Sicherheit, mit der er uns an die leibhaftige Erfahrung der Geister geführt hat.

Carlos Castaneda kenne ich nur aus seinen Büchern. Nach anfänglicher Ablehnung haben sie mich während vieler Jahre durch mein heimliches Praktizieren des Schamanismus begleitet. Die Geschichten des fragenden Schreiberlings haben mich zwar nicht sonderlich interessiert. Auch habe ich mich oft geärgert über Castanedas Verschleierungstaktiken, doch wer sich die Mühe nimmt, die praktischen Techniken herauszufiltern, findet in Castaneda wirkungsvolle Kraftrituale, die zu einer ganz starken Veränderung der eigenen Persönlichkeit und der Weltsicht führen.

Harner und Castaneda schlagen uns einen Mental-Schamanismus vor. Sie haben den Schamanismus herausgelöst aus der ursprünglichen schamanischen Gemeinschaft und aus der Wildnis ins Innere des Menschen verlegt. Bevor sich Castanedas toltekischer Schamanismus auf die sogenannte Tensegrity-Bewegung verengt hatte, die magischen Kraftbewegungen der Zauberer, waren seine Kraftrituale noch stark an die Natur gebunden. Dennoch wollte der Meister-Schamane Don Juan die Vernunft und das logische Denken seines Schülers Castaneda durchbrechen und eine Veränderung des Denkens, der Ansichten und Glaubenssätze bewirken.

In der heutigen Zeit gibt es keine schamanische Gemeinschaft mehr, welche die schamanischen Fähigkeiten des Einzelnen entdecken könnte. Die Wildnis liegt unter unserer Zivilisation begraben. Die Natur haben wir zum Rohstofflieferanten degradiert. Wir sind eine zivilisierte Gesellschaft und haben den primitiven Animismus überwunden. Der Erde haben wir die Seele abgesprochen. So ist es nur konsequent, dass Harner den Schamanen die bunten Gewänder ausgezogen hat, die wilden Tänze der Folklore überlässt und zeigt, dass all die aufwendigen und in unseren zivilisierten Augen oft bizarr anmutenden Rituale der indigenen Schamanen nicht nötig sind, um Kontakt mit der anderen Welt und ihren Kräften herzustellen. Wir können Schamanismus auch in Blue Jeans betreiben.

Michael Harner suchte den zeitlosen Wesenskern des Schamanismus. Nicht nur bei der schamanischen Reise, auch bei allen anderen Ritualen, die Harner in den Core-Schamanismus übernommen hat, war für ihn die Unabhängigkeit von einer bestimmten Kultur und die Zeitlosigkeit wegweisend. »Time proofed« ist für Harner ein Schlüsselkriterium: Das Ritual soll überall und durch alle Zeiten praktiziert worden sein.

Die schamanische Kerntechnik ist die Reise in die *Nichtalltägliche Wirklichkeit*. Sie öffnet den Weg in die spirituellen Welten. Wir haben wie der einstige Schamane Zugang zum ewigen Wissen des Universums und zu dessen Kräften.

Michael Harner hat im Core-Schamanismus die ursprünglichen Rituale auf den psychoaktiven Kern reduziert. Er hat uns eine Art Psycho-Technik des Schamanismus vorgeschlagen. Wir brauchen nicht auf den Kraftplatz in der Natur zu gehen und dort nächtelang zu tanzen, bis wir in Trance hinfallen. Wir legen uns auf den warmen Zimmerboden und stellen uns vor, auf unserem Lieblingsplatz in der Natur zu sein. Dort finden wir eine Erdöffnung, um uns beim Ertönen der Trommel sofort in die Finsternis einzulassen, wo unsere Reise in die *Untere Welt* beginnt. Harner setzt Mentaltechniken ein, die auch in der Psychologie angewandt werden: geleitete Fantasiereise, Tagtraum-Techniken, katathymes Bilderleben.

Damit hat der Anthropologe Harner vermutlich ungewollt viel zur Psychologisierung des Schamanismus beigetragen. Viele Psychologen sehen denn auch in der schamanischen Reise eine Reise ins eigene Innere. Diese Annahme drängt sich auf, wenn wir uns wie zum Träumen hinlegen und eingehüllt in den Trommelrhythmus aus den übergezogenen Ohrhörern auf innere Wahrnehmungen warten. Das Innere ist die Domäne der Psychologie. Sie lehrt uns, dass aus dem Inneren unbewusstes Material aufsteigt, mit C.G. Jung gesprochen: Material aus dem individuellen und dem kollektiven Unbewussten. Im kollektiven Unbewussten ist der universelle Erfahrungsschatz der Menschheit angelegt, jene essenziellen Erfahrungen, die sich in den großen Mythen der Menschheit ewig wiederholen.

Die Reise durch den Tunnel in die *Untere Welt* wird aus der Sicht der Psychologen zur symbolischen Reise, und die *Verbündeten* werden zu Symbolfiguren, die genauso wie die übrigen Begebenheiten der Reise gedeutet werden müssen.

Dadurch verliert der Schamanismus seine Selbstständigkeit. Die Psychologie fühlt sich berechtigt, sich dieses Sondergebiet anzueignen, weil sie das menschliche Bewusstsein zu ihrer Domäne gemacht hat. Aber Bewusstsein ist kein singuläres psychologisches, sondern ein menschliches Phänomen.

Auf dem Zimmerboden mit geschlossenen Augen und übergeschnallten Ohrhörern, aus denen die Trommelmusik, von einer Konserve abgespielt, direkt in mich hineintönt, ist es schier unmöglich, die Verbindung zu den *Verbündeten,* ihre unmittelbare Präsenz zu gewahren. Die Wildnis, ja sogar die Natur ist ausgesperrt. Aber eigentlich dient die Reise dazu, mit ihnen in unmittelbaren Kontakt zu kommen, sich mit ihnen zu verbinden, ihre Kraft, ja sie selbst in sich aufzunehmen.

Die schamanische Reise ist eine unmittelbare Begegnung mit der Kraft. Kraft wirkt, da gibt es nichts zu deuten. Unterscheidungen von innen und außen fallen dahin. Die Seele kehrt zur Quelle der Lebenskraft des Universums zurück.

Dennoch: Harner hat die Brücke zwischen dem archaischen und dem modernen, zwischen dem wilden und dem zivilisierten Menschen, aber auch zwischen dem magischen und dem psychologischen Menschen geschaffen. Er hat viele andere wesentliche Heilrituale der traditionellen Schamanen auf unsere Lebensbedingungen angepasst, wie z. B. die Extraktion von krank machenden Eindringlingen, die Begleitung der Seelen Verstorbener, die Arbeit mit den spirituellen Kräften der Natur, den sogenannten Naturgeistern.

Gleichzeitig hat Harner dem Schamanismus das Mystische und Magische genommen, und ihn für alle so lernbar gemacht. Er hat den Schamanen säkularisiert. Damit liegt er im Trend. Auch in der Religion und in der Gesellschaft hat in den letzten Jahrzehnten eine Säkularisierung stattgefunden, die wir als Fortschritt empfinden als Gleichstellung und Chancengleichheit unter allen Menschen. Jeder Mann, jede Frau kann nun Schamane werden, sie brauchen nicht mehr auserwählt zu sein. Schamanin, Schamane zu sein beruht nicht auf speziellen Fähigkeiten, sondern gründet in einer uns allen eigenen Fähigkeit.

Harner hat den Weg begonnen. Als Anthropologe ist er in dieser Vermittlerrolle geblieben. Es ist nun an uns, die schamanischen Kernfähigkeiten und Kernerfahrungen aus dem Menschsein selbst zu ergründen. Viele der als Vermittler des Schamanismus auftretenden Autoren bleiben weit hinter Harners Ansatz des Core-Schamanismus zurück. Sie wollen uns echten Dear-Tribe-, Hopi-, Huichol- oder Tolteken-Schamanismus lehren. Wir brauchen heute viel dringender eine Einführung ins Verständnis der eigenen schamanischen Fähigkeiten, als anthropologische oder ethnologische Einführungen in den Schamanismus, die in den meisten Büchern stereotyp mit der Beschreibung der Herkunft des Wortes »Schamane« beginnen und dann lange Abhandlungen über die alten Schamanen, ihre Rituale und ihre Geschichten, Lieder, Tänze, Traditionen, Kleider und Paraphernalien (Kraftobjekte) folgen lassen, um zu guter Letzt einen Bogen zur modernen Psychologie zu schlagen.

Harner hat den Schamanismus auf seinen Wesenskern verdichtet. Und er hat belegt, dass dieser Kern in uns allen steckt. Das ist sein großes Verdienst. Damit hat er das Fundament für weitere Schritte geschaffen. Wir müssen uns fragen: Was ist sie eigentlich, diese schamanische Kernfähigkeit und wie wirkt sie sich aus, wenn wir nicht gelernt haben, schamanisch zu reisen? Meine eigene Erfahrung und die vieler meiner Klienten ist, dass die Zivilisationsschale um diesen Kern nicht so hart ist, dass man sie nicht sprengen kann.

Soweit ich heute meine Depressionen und jene vieler meiner Klientinnen und Klienten verstehe, sind sie abgewehrte Durchbrüche schamanischer Kräfte, erstickte Initiationen. Sogenannte psychotische Menschen erleben immer wieder Einbrüche von Kräften anderer Welten, und schizophrene Menschen leben in einem wahren Durcheinander verschiedener Wirklichkeiten. Dem depressiven Menschen gelingt die Abwehr und die Anklammerung an die Alltagswirklichkeit.

Ja, die meisten depressiven Menschen fühlen sich der allgemeinen Wirklichkeit in moralischer, ethischer und leistungsmäßiger Hinsicht geradezu übermäßig verpflichtet. Hoher Leistungs-, Anpassungs- und Gewissensdruck kennzeichnet sie oft lange bevor sie an Depressionen erkranken – vielleicht immer schon eine Reaktion auf die unterschwellig anbrandenden Kräfte des Archaischen.

Vielleicht ist es uns Depressiven nie gelungen, eine Schale um diesen archaischen Kern zu entwickeln, trotz Erziehung, deren hauptsächliches Ziel das angepasste Funktionieren in der materiellen Welt ist. Von Anbeginn unserer Kindheit wird dieser archaische Kern in eine harte Schale aus Normen, Übereinkünften, Recht, Ethik und Moral eingeschlossen. Ich will mich darüber aber nicht beklagen. Sie ist unsere Alltagswirklichkeit.

Aber auch bei vielen sogenannten gesunden Menschen ist heute zu beobachten, dass Wirklichkeit nicht mehr eine festgefügte, verlässliche und konstante Welt ist. Bewusstseinserweiterung ist zu einem Schlagwort geworden. Die Alltagswirklichkeit wird immer mehr zu einer virtuellen Welt. Ich weiß nicht, ob dies mit der Renaissance des Schamanismus zu tun hat oder ob dieser wieder mehr beachtet wird, wegen der durch die gesellschaftliche und technische Entwicklung entstandenen Relativierung der Wirklichkeit.

6. Am Urgrund des Bewusstseins

Plötzlich sank Kyrgyz zu Boden. Die Trommel hielt er fest umklammert. Eben noch hatte er sie hoch in die Luft geschwungen, den über uns kreisenden Adlern und dem Heiligen Berg Khaiyrakan wild zugetrommelt. Kyrgyz, der alte Schamane, lag regungslos neben dem Feuer am Boden. Die Adler zogen lautlos ihre Kreise über uns. Es mochte gegen 40 Grad Celsius sein, kein Lufthauch, nur die vom steinigen Steppenboden aufsteigende Hitze. Hier in Sibirien sind im Sommer die Tage sehr heiß, obwohl die Sonne nicht hoch am Himmel steht; die Nächte sind winterlich kalt.

Mongush B. Kenin-Lopsan, ein weißhaariger Schamanismus-Professor, hatte uns am ersten Tag unserer Expedition hierher zu diesem alten Kraftplatz auf einer kleinen Anhöhe am Fuße des Heiligen Berges geführt. Wir waren eine Gruppe von zehn Schamanismus praktizierenden Westeuropäern, angeführt von Paul und Roswitha Uccusic. Tags zuvor waren wir in einer elfstündigen Busfahrt durch die Steppen und Taiga Südsibiriens von Kransnojarsk nach Tuva gefahren und standen nun gemeinsam mit einigen tuvinischen Schamanen und ihren Angehörigen in einem weiten Kreis um das Feuer. Vor uns die sanften Hügel einer endlosen Steppe. Die anderen Schamanen trommelten, schlugen seltsam arhythmisch auf ihre großen farbig bemalten Trommeln, die übrigen Tuvinier standen ungerührt im Kreis. In der Mitte lag Kyrgyz. Mir war seltsam zumute.

Eben noch hatte er mit seiner hellen kehligen Stimme gesungen, so durchdringend und kräftig, dass mir trotz der Hitze ein kalter Schauer über den Rücken lief. Aus seiner Stimme tönte eine Kraft, der ich nicht gewachsen war. Nun lag er stumm und reglos da. Vom Heiligen Berg Khaiyrakan her stießen noch mehr Adler zu den bereits über uns Kreisenden. Es mochten nun gegen 20 sein. In der Unermesslichkeit des sibirischen Himmels wirkten sie nicht groß. Kreiste nun wohl die Seele von Kyrgyz mit den Adlern über uns? Oder traf seine Seele sich mit dem Geist des Heiligen Berges? Vielleicht war er aber auch einfach ohnmächtig geworden. Kyrgyz schien ein alter Mann, über seine Alltagskleidung hatte er seinen Schamanenrock angezogen, genau wie die anderen Schamanen. Voluminöse vielfarbige Gewänder behangen mit allerlei Kraftobjekten, Metallspiegel, Glocken. Kyrgyz hatte sein Schamanengewand mit vielen Schlangen geschmückt. Auf dem Kopf trug er einen Federschmuck, wahrscheinlich Adlerfedern. Dieser alte Mann war in der Bruthitze des Mittags ums Feuer getanzt, hatte mit aller Kraft gesungen und getrommelt. Vielleicht braucht er etwas Wasser, sicher hatte eine der tuvinischen Frauen, die auch zu diesem Ritual gekommen waren, eine Flasche Wasser mitgebracht. Ich schaute mich hilflos im Kreis um, suchte Paul und Roswitha, sie waren im vorigen Jahr schon hier in Tuvinien gewesen, sie kannten Kyrgyz. Paul war mit Fotografieren beschäftigt, Roswitha trommelte.

Mein Blick viel auf Kristina, sie war in Kysyl zu uns gestoßen. Sie war die Frau des finnischen Anthropologen Heimo Lappaleinen. Eigentlich hätte er unsere Expedition hier in Tuva leiten sollen. Nun stand die Urne mit seiner Asche neben dem Feuer. Er war vor wenigen Wochen plötzlich verstorben.

Vielleicht bat die Seele des noch immer reglos daliegenden Kyrgyz den Geist des Heiligen Berges um Erlaubnis, über der Erde dieses uralten Kraftplatzes die Asche von Heimos Körper verstreuen zu dürfen. Um von Heimo Abschied zu nehmen, hatten wir uns hier getroffen. Ich schämte mich für meine alltäglichen Befürchtungen und mein Misstrauen gegenüber den Fähigkeiten des alten Schamanen. Ich müsste doch längst wissen, dass sich Schamanen durch ihren Gesang zum Rhythmus ihrer Trommeln in Trance versetzen, hinfallen und ihre Seele auf Reisen schicken. Wir Europäer legen uns immer gleich von Anfang an hin, viele ziehen Augenbinden an und lassen sich mit den Trommelschlägen eines Trommlers in den schamanischen Bewusstseinszustand versetzen. Langsam realisierte ich, dass hier Schamanen mit einer uralten Tradition am Werke waren.

Ich konzentrierte mich auf mein Trommeln, machte meine eigenen Töne und rief meine *Krafttiere,* den Geist des Wolfes und des Eisbären. Der Klang unserer Trommeln vermischte sich zu einem erdigen Lied. Allmählich fühlte ich mich von einer Kraft erfasst, die mich mit allen im Kreis, Europäern, Tuviniern und den Schamanen zu einer Einheit verschmolz. Die Adler über uns kreisten im Strom derselben Kraft. In der Mitte spiegelte sich die Sonne im Feuer.

Die verdichtete Kraft entlud sich in Kyrgyz' Stimme, der plötzlich wieder aufgestanden war, wieder trommelte und sang. Vielleicht sang er die Botschaft des Geistes des Heiligen Berges, der nun bereit war, die Asche von Heimo aufzunehmen. Als er schwieg, fütterte Mongush Kenin-Lopsan, der Schamanen-Professor, den Geist dieses heiligen Ortes mit weißer Nahrung, Milch und Käse und sprach in seiner Sprache. Ich konnte nur ahnen, dass es Worte an seinen Freund Heimo waren und an die Geister. Im Klang aller Trommeln übergab Kristina die Asche dem Berg und allen Himmelsrichtungen. Heimos letzter Wunsch war in Erfüllung gegangen. Seine irdischen Überreste waren da, wo seine Seele eine neue Heimat gefunden hatte. Wo sie nun wohl war? – Monika, Manuel und Eliane fielen mir ein. Ein stechender Schmerz von Heimweh fuhr mir durch die Brust.

Bei der kleinen Mahlzeit nach dem Ritual sagte mir Paul, dass bei Kyrgyz eine kurze Kreislaufschwäche aufgetreten sei. Dies passiere ihm öfters, dann lege er sich jeweils kurz hin.

Wir fuhren weiter zu einer Segnung einer Quelle außerhalb des Dorfes Chandergey etwa zwei Autostunden weiter westlich. Auf dem Rückweg lud uns Kyrgyz in seinem Heimatdorf Schagonar zu einem eiligst für uns zubereiteten Essen ein. Als wir spätabends wieder in Kysyl eintrafen, erwartete uns ein Beamter. Er

bat Paul Uccusic und einige von uns westlichen »Schamanen«
für seine Frau ein Heilbehandlung zu machen. Sie litt an schweren Rückenschmerzen verbunden mit Migräne, Schlaflosigkeit.
Es wurde Mitternacht, als ich mich ins Bett legte. Dies war der
erste Tag in Tuvinien.

Die Nacht verbrachte ich in anstrengenden Träumen. Ich müh-
te mich damit ab, einen überdimensionalen Reisebus voller Fahr-
gäste auf einer gefährlich schmalen Straße durchs Gebirge zu
steuern. Gegen Morgen suchte ich Kontakt zu *Anaru*.

Mit diesem ersten Tag hier in Tuva, dieser von der Zivilisation ab-
geschnittenen Enklave, dieser archaischen Nische, begann in mir
etwas zu keimen und heranzuwachsen, das zur Auflösung aller
Gewissheiten führte, die ich mir im Laufe meiner Auseinandersetzung mit meinen Depressionen und dem Schamanismus aufgebaut hatte. Beim Ritual am Heiligen Berg musste ich in einen
veränderten Bewusstseinszustand gewechselt haben, der während der ganzen zwei Wochen in Tuva anhielt.

Nach der Rückkehr aus Tuvinien am 15. Juli 1994 fühlte ich in
mir eine große Leere. Es war wie das Erwachen aus einem langen
Traum. Ein Traum, der eben noch in seiner ganzen Fülle da gewesen und nun ganz aus der Erinnerung gelöscht war. Ich hatte
alle meine Erlebnisse in Tuva vergessen. Ich hatte meinen Angehörigen nichts weiter zu erzählen außer ein paar dürftigen Rei-
seprospekt-Informationen. Die Erlebnisse schienen in einer anderen Region meines Gehirns gespeichert, zu dem ich zunächst
keinen Zugang fand. Mir wurde nochmals klar, wie leicht wir in
veränderte Bewusstseinszustände geraten, ohne uns dessen bewusst zu sein. So hatte ich in Tuva nichts von meiner Bewusstseinsveränderung bemerkt.

Diese Erkenntnis deckt sich mit meinen bisherigen Erfahrungen. In der Depression fühle ich mich in einer tiefen Versenkung, aber der äußere Rahmen ist die Alltagswirklichkeit. Unbemerkt und scheinbar in der gewohnten Umgebung bin ich dennoch in einen veränderten Bewusstseins- und Erlebniszustand getaucht, der die Bedeutung und Wertung der gewohnten Wirklichkeit völlig verändert.

Während der Depression musste ich jeweils in einen entwicklungsgeschichtlich früheren Bewusstseinszustand regrediert sein. Ein Zustand, der zwar noch immer in uns einprogrammiert ist, in dem die Menschen aber vor vielen Generationen gelebt haben. Er ist gekennzeichnet durch eine Verlangsamung unserer Denk- und Wahrnehmungsaktivität. Eines der Hauptmerkmale der Menschheitsgeschichte ist die Akzeleration, die Verschnellerung der Wahrnehmung und damit der Fähigkeit der Informationsverarbeitung. Heute können wir wesentlich mehr Informationen verarbeiten als früher, und das ist die Kehrseite – für unser Wohlbefinden brauchen wir eine immer hochfrequentere Stimulation unseres Bewusstseins.

Unsere Kinder erwarten von Filmen viel mehr sogenannte »action«, als wir es taten. Die Ereignisdichte muss sehr hoch sein, aber auch die Szenenwechsel, die Bildfolge, alles muss schneller sein, damit ihr Interesse wach bleibt. Sonst eben beginnen sie sich zu langweilen, und das Interesse lässt nach.

Einschlafen geht sicher mit einer Verlangsamung der Bewusstseins- und Wahrnehmungsaktivität einher, aber auch mit einer Verlangsamung der inneren und äußeren Körperaktivität. Wahrscheinlich durchlaufen wir beim Einschlafen ansatzweise nochmals die Geschichte der menschlichen Bewusstseinsentwicklung in umgekehrter Richtung. Kinder und Säuglinge leben noch in bewusstseinsgeschichtlich früheren Stadien. Wie bei der körperlichen Entwicklung durchlaufen wir im Bewusstsein nochmals alle Stadien.

Der entscheidende Punkt ist wohl, dass bei Kindern wie auch beim Einschlafen die Wachheit dem jeweiligen Bewusstseinszustand synchron ist. Dass Wachheit und Bewusstseinsaktivität, respektive -zustand nicht dasselbe sind, können wir erleben, wenn wir auf der Autobahn mit 180 Stundenkilometer fahren und innerhalb Sekunden auf 30 Stundenkilometer abbremsen müssen. Hier gelingt es uns nicht, sofort Wachheit und Bewusstseinsaktivität mit der Verlangsamung zu synchronisieren. Was zu der Wahrnehmung führt beinahe stillzustehen. Wir müssen Bewusstseinsaktivität und Wachheit wieder aufeinander einpendeln, um aus dieser unangenehmen Irritation erlöst zu werden. Dabei kann es uns ohne Weiteres passieren, dass wir sehr schnell schläfrig werden.

Im Zustand der Depression reagieren meine Wahrnehmung und mein Bewusstsein im Schritttempo, während das Leben um mich herum in üblicher Gehetztheit abläuft. Ich kann die Anpassung von Wahrnehmung, Bewusstsein und Wachheit nicht erbringen. Grund: Ein Teil meines Bewusstseins ist abgetaucht in irgendeine frühere Funktionsweise, als der Mensch sich noch einer im Tempo des Pflanzenwachstums verändernden Welt gegenüber fand, sich zu Fuß fortbewegte und sich ausschließlich um seine täglichen Überlebensbedürfnisse kümmerte.

So wie das Aktivitäts- oder Antriebsniveau abgesenkt sind, so sind auch die Affekt- und Gefühlszustände verändert. Ich wage zu behaupten, dass damals aus einem mehr amorphen Gemütszustand nach Bedarf Affekt-Reaktionen aufgeflackert seien. Würden wir heute einem Menschen aus jener Zeit begegnen, käme er uns wie ein Schlafwandler vor – oder eben wie ein depressiver Mensch. Und würde er in unserer Welt auftauchen, würde er genauso leiden, weil er sich mit einer Hochgeschwindigkeits-Zivilisation konfrontiert sähe.

Dass wir unser Bewusstsein fraktionieren können, erleben wir dauernd. So laufen unsere Gedanken oft nicht mit dem synchron, was wir in der Umgebung wahrnehmen, oder wir erledigen mit den Händen eine Arbeit, sprechen mit jemandem und hängen innerlich noch eigenen Gedanken nach. Eine auffällige Form dieser Fraktionierung ist wohl das Träumen, das als paradoxer Schlaf bezeichnet wird. Der Aktivitätszustand des Körpers gleicht dem Wachzustand, während das Bewusstsein eben schlafähnlich reduziert ist. Hier schlummern noch viele Geheimnisse. Immerhin könnte der depressive Zustand in derselben Art als paradoxes Wachsein bezeichnet werden. Weil der Körper wie eingeschlafen ist, während das Bewusstsein vollkommen wach ist.

Ich erlebte in Tuva das Entgegengesetzte von dem des angenommenen Menschen der Vorzeit. Ich kam aus einer Hochgeschwindigkeits-Zivilisation in eine Welt des Pflanzen-Wachstums-Rhythmus. Und ein Teil meines Bewusstseins bremste sofort ab, ohne dass ich dies merkte. Und alle meine Erlebnisse wurden in diesem langsamen Rhythmus gespeichert. Und als ich wieder in mein gewohntes Alltagstempo zurückkehrte, konnte ich die Erlebnisse nicht mehr dechiffrieren.

Hier in Tuva fand ich mich in eine vorgeschichtliche Welt versetzt. In diesen unendlich weiten und »langsamen« Steppen und Wäldern der Taiga, wo ich zudem nichts fand, was mich an mein Leben, an meine Identität zu Hause erinnerte, nicht einmal einen Spiegel oder eine Dusche, ich brauchte nie den Geldbeutel mit meinen Ausweisen und Kreditkarten zu zücken. In unserer Gruppe stammten zwar alle aus Europa, aber wir hatten uns vor der Expedition nicht gekannt: Uns verband einzig das Interesse am Schamanismus.

Die tuvinischen Menschen waren es hauptsächlich, die mich in jene früheren Schichten meines Bewusstseins mitnahmen. Auf der Schicht der zivilisierten Werte waren und blieben wir uns fremd: Sie sehen wie Mongolen aus, klein gedrungen, gelbhäutig, schlitzäugig. Von ihrer Sprache verstand ich keine Silbe, ihre Sitten und Gebräuche waren mir ebenso fremd wie ihre Art der Kleidung, die Einrichtung ihrer Wohnungen oder der Jurten. Was mich aber zutiefst berührte, war ihre Genügsamkeit, Gemächlichkeit, ihre Hingabe, ja Selbstaufgabe an die Wildnis, in der sie lebten. Auch in der abgelegensten Jurte boten sie uns ihr bestes Essen an, schlachteten ein Schaf, stellten uns zum Nachtisch die spärlich reifenden Wildbeeren auf und luden uns ein, in ihrer Jurte zu schlafen. Mit ihrer Offenheit und Echtheit berührten sie einen Teil meiner Seele, der sich bei ihnen sofort zu Hause fühlte.

Es wird ein Geheimnis bleiben, wie sehr der dauernde Kontakt mit den Schamanen zu dieser Bewusstseinsveränderung beigetragen hat. Ich erlebte sie während ihrer schamanischen Arbeit als scheue, gar misstrauische Einzelgänger, die sich auch von den anderen Schamanen kaum beobachten ließen.

Wo immer wir hinkamen strömten viele Menschen zusammen oder erwarteten uns bereits seit Stunden auf dem Dorfplatz, bei einer Sowchose oder irgendwo mitten in der Steppe. Kenin-Lopsan, der Professor, organisierte es nach der Begrüßungs-Zeremonie, der immer auch ein Hauch von Parteiversammlung anhaftete, so, dass auch wir westlichen Menschen viel schamanische Heilarbeit zu verrichten hatten. Das schützte seine Schamanen vor unserer Neugier.

Dennoch, als ich wieder zu Hause war und in mühsamer Rekapitulationsarbeit eine Verbindung zwischen meinem Alltagsbewusstsein und den Erlebnissen in Tuva aufbaute, gewahrte ich, dass ich bei den Schamaninnen und Schamanen jene Kraft gespürt hatte, die meine *Verbündeten Seelenglut* nennen. Die *Seelenglut* macht die Schamanen zu kraftvollen Heilern. Sie ist die Schamanenkraft.

Bei den Schamanen in Tuvinien hatte sich in mir ganz langsam die Lehre der Schamanen entschlüsselt. Nach dem Lesen vieler Bücher über Schamanismus, jahrelangem Praktizieren schamanischer Techniken, unzähligen Reisen in die *Nichtalltägliche Wirklichkeit,* nach vielen Seminaren habe ich die Lehre der Schamanen endlich in mir, in meinem Herzen, in meinen Gedärmen gespürt. Offenbar konnte dies nur in jenem veränderten Bewusstseinszustand geschehen. Darum ist es auch so schwierig, in unserer hektischen Alltagswelt die Schamanenkraft zu finden.

Die Geburt des Schamanen

Auf einer Steppenfahrt mit dem uralten Kleinbus erklärte uns Professor Kenin-Lopsan, dass nach dem Glauben der Tuvinier nur jene wirkliche Schamanen seien, die ihre Fähigkeiten von ihren Vorfahren geerbt haben.

Der Professor saß immer ganz vorne im Bus, hinter der Lenkerbank auf einem Klappsitz. Dieser kleine, beleibte und schon weißhaarige Mann balancierte stundenlang rückwärts sitzend auf seinem Sitzbrett, um das Schütteln und die Schläge des Busses auszugleichen, und hielt uns Vorträge über den tuvinischen Schamanismus. Trotz der großen Hitze und Schweißperlen auf der Stirne trug er immer seinen Wollkittel. Wohl jede halbe Stunde zog er ein zerknittertes Notizheft daraus hervor, sah auf seine Armbanduhr, machte Aufzeichnungen in sein Heft. Er schien ein detailliertes Protokoll unserer gemeinsamen Reisen anzulegen.

Seiner Ansicht nach gibt es verschiedene Abstammungen der wirklich starken Schamaninnen und Schamanen. Entweder waren ihre Vorfahren schon Schamanen, vielleicht schon während vieler Generationen. Oder Geister der Erde, des Wassers oder des Himmels hatten ihnen die Fähigkeiten direkt übertragen. Professor Kenin-Lopsan sprach auch von Berichten über Schamanen, die von Hexen und anderen magischen Wesen gezeugt worden seien.

Ich muss gestehen, dass ich dem Professor nicht immer zuhörte, trotz meiner großen Wertschätzung für sein unerschöpfliches Wissen über Schamanismus. Von Michael Harner wird er als »lebende Schatzkammer des Schamanismus« geehrt.

Während Kenin-Lopsan über die Bedeutung des Wassers in der Tuvinischen Mythologie sprach, folgten meine Augen dem Fluss weit draußen in der Steppe. Durch den Motorenlärm drang sein Lied zu mir, und ich stimmte ein mit meinem Bittlied an die Kraft des Wassers, sang unablässig:

Oh Geist des Wassers komm zu mir,
oh Geist des Wassers nimm mich hin,
oh Geist des Wassers fließ in mir,
oh Geist des Wassers heil durch mich.

Und der Fluss trug mich hoch hinauf durch Steppe und Taiga in die Berge zu seiner Quelle und dort tief hinein in die Erde, wo er geboren wird.

Wenn ich wieder realisierte, dass wir alle in der klapperigen Blechkiste nur mühsam vor dem aufgewirbelten Staub herfuhren, schämte ich mich für mein mangelndes ethnologisches und anthropologisches Interesse am Schamanismus. Es zog mich immer wieder in die Wildnis hinaus oder zu den wortkargen Schamanen. Sie sprachen nie über Schamanismus, sie praktizierten ihn. Das hat sich erst geändert, als wir sie in den Westen gebracht haben. Konsum, Geschwätzigkeit und Alkohol töten den Schamanismus. Auch dafür schäme ich mich. Wenigstens Kyrgyz und Sarglar blieben auch hier ganz ruhig.

Über Schamanismus kann man nicht reden, man kann nur wie ein Schamane leben.

Michael Harner, einer der erfahrensten »modernen Schamanen«, hat in einem Gespräch mit dem Mönch David Steinl-Rast im Januar 1993 in Esalen, Kalifornien, den Schamanen als »Wounded Healer«, verwundet-geheilten Heiler, erläutert:

»In Teilen Sibiriens und Südamerikas ist dies ein Weg, Schamane zu werden. Ein Mitglied einer kleinen Dorfgemeinschaft liegt darnieder mit einer lebensgefährlichen Krankheit ... Alle rechnen mit seinem Tod und haben ihn mehr oder weniger aufgegeben. Dann passiert ein Wunder: Dieser Mensch überlebt ... Und weil er diese schwere Krankheit überwunden hat, sieht die Gemeinschaft in diesem Menschen einen Bezwinger dieser Krankheit und sagt: ›Die Heilkraft ist zu diesem Menschen gekommen.‹

Und wenn kein anderer Schamane in jenem Dorf ist, werden sie den geheilten Menschen aufsuchen und sagen: ›Schau, wir haben ein krankes Kind. Kannst du deine Heilkraft einsetzen, um diesem Kind zu helfen.‹

Vielleicht hat jenes Kind dieselbe oder eine andere Krankheit. Und der Mensch wird überrascht sagen: ›Ich, ich weiß nicht …‹ Aber als Mitglied dieser Gemeinschaft kann er nicht ablehnen. Und damit ist ein Schamane geboren.«

(Unveröffentlichte Tonband-Aufzeichnung der FSS, 1994, freie Übersetzung des Autors.)

Dieser Geburtsmetapher des Schamanen liegt die Erfahrung zugrunde, dass Krank-sein eine Begegnung mit der Heilkraft ist. Harner ist der Ansicht, dass wir alle in und durch unsere Zivilisation derart tiefgreifende Traumen erlebt und überlebt haben, dass in uns die Schamanenkraft, die Kraft zum Heilen schlummert.

Darum lehren Harner und die Lehrbeauftragten der von ihm gegründeten Foundation for Shamanic Studies jährlich viele hundert Menschen in allen fünf Kontinenten die Technik der schamanischen Reise. Damit öffnet sich ihnen das Tor zur *Nichtalltäglichen Wirklichkeit* und zu ihren eigenen Heilkräften.

Persönlich hat mir die schamanische Reise geholfen, die depressive Versenkung zu durchbrechen und in die andere Wirklichkeit durchzustoßen. Das hat mich von jahrelanger Angst erlöst und mich zur Quelle der Lebenskraft geführt. Aus derselben Quelle schöpfen die Schamanen ihre Heilkraft.

7. Kosmologie der Schamanen

Natürlich besteht Schamanismus nicht nur aus der schamanischen Reise. Aber sie ist der Kern, um den sich das ganze schamanische Weltbild, die schamanische Kosmologie aufbauen lässt.

Vom Startplatz in der Alltagswirklichkeit führt die Reise durch einen Tunnel hinunter in die *Untere Welt*. Sie ist jene Sphäre der *Nichtalltäglichen Wirklichkeit*, wo wir die *Krafttiere* antreffen. Welche Form der Begegnung mit der Lebenskraft, der Vitalkraft wäre geeigneter als nach dem Durchdringen der Erde die Gestalt eines Tieres anzutreffen? Die Erde ist gleichsam die Gebärmutter des Lebens, das Tier in mir ist nicht nur Repräsentant meiner Verwurzelung in der Jahrmillionen dauernden Entwicklungsgeschichte, sondern in meiner Tiernatur steckt meine Vitalkraft.

In den *Krafttieren* begegnet mir die Kraft des Universums in einer mir nahen Gestalt. Wie jede Form der Wirklichkeit kommen auch die *Krafttier*-Wesen aus dem Zusammenwirken der Kraft des Universums und der Kraft meines Bewusstseins zustande. Würde Schamanismus heute entwickelt, wären Tiere wohl noch immer die uns nächstliegende Gestalt der Begegnung mit der Kraft? Ich wage zu zweifeln. Die frühen Menschen waren auf Gedeih und Verderben mit dem Tier verbunden; nicht nur als Beute für Nahrung, Kleidung, Werkzeuge. Der Höhlenbär half dem Menschen bestimmt auch immer wieder über die Mängel an Instinkt und Verbundenheit mit der Wildnis hinweg. Auf den Fährten der Tiere fand der Mensch zur Wasserstelle. Die Tiere signalisierten ihm nahende Gefahr oder den Einbruch des Winters. Das Tier war für den Menschen Mittler der Kräfte, Rhythmen und Geheimnisse der Wildnis. Und wenn immer der Schamane sich in sein *Krafttier* verwandelte, seine Tiernatur weckte, kehrte er in der Ureinheit mit dem Universum zurück. Wohl nirgends lässt sich die enge Verbindung zwischen Tier und Mensch eindrücklicher miterleben als bei den frühen Einwohnern Amerikas, die wir Indianer nennen. Als die weißen Einwanderer die

Büffelherden dezimiert hatten, war der Lebensnerv der Indianer durchtrennt, ihr Widerstand gegen Raub und Zerstörung ihres Landes brach zusammen. Bei den Indianern verehrten ganze Volksgruppen, Clans oder Stämme dasselbe Tier als Totemtier. Dies war keine symbolische Beziehung. Es war eine vitale Verbindung zur Kraft, zur Mittlerkraft des Universums.

Unsere Zivilisation ist gekennzeichnet durch Domestikation und Nutzung der Tiere. Wir haben die Verbindung zu ihnen als Mittler der Kräfte der Wildnis verloren. Das Tier ist Nahrung und Spielzeug geworden. Wenn der Wolf in die Nähe unserer Zivilisation zurückkehrt, rotten sich die Menschen zusammen und fordern seinen Tod. Wir zivilisierte, westliche Menschen haben das Bewusstsein unserer Bindung an die Kräfte der *Unteren Welt* verloren. Doch diese Bindung ist durch Verdrängen nicht lösbar.

Auch die Erde ist zur Nutzfläche geworden, sie wird als Boden für die Nahrungsmittelproduktion, als Lieferant von Bodenschätzen, als Verkehrsfläche, als Abfallgrube genutzt. Die Weltmeere, die Wüsten, die höchsten Berge der Welt sind zu Spielplätzen für Extremsportarten geworden. Forschertrupps haben auf ihren gesponserten Expeditionen mit Fernsehkameras die letzten Naturwunder abgeleuchtet, auf Zelluloid gebannt und in alle Stuben der Welt ausgestrahlt. Ein eindrückliches Symbol unseres Versuches, uns ganz aus der Abhängigkeit der Erde zu entheben, ist für mich die Hors-sol-Gemüse-Produktion. Die Wurzeln müssen nicht mehr unter die Erde, sie schwimmen in einer künstlichen Nährlösung.

Obwohl ich selbst eine enge Beziehung zu vier *Krafttiere*n pflege, weiß ich, dass die skizzierte Entwicklung fortschreiten wird. Sie widerspiegelt unsere Vernachlässigung der Wurzelkräfte der Erde und unseres Lebens. Ich bin darin gefangen.

So sind auch der Eisbären- und der Wolfs-Geist in meinem all-täglichen Leben nicht in ihrer leibhaftigen Repräsentation anwesend. Anders als durch Zoobesuche kann ich im Alltag keine Beziehung zu diesen Wesenheiten leben. Aber genau diese Einheit der Manifestation ihrer Wesenskräfte in der *Alltäglichen* und in der *Nichtalltäglichen Wirklichkeit* ist eines der Geheimnisse der Kraft des Schamanismus. Klar kann ich mich mit dem Eisbären-Geist als unsichtbarer Geist verbünden, dies ist aber weit entfernt von der Kraft der gelebten Verbindung mit seiner Wesenskraft. Natürlich könnte man einwenden, warum lasse ich mir die Kraft des Universums nicht einfach als Milchkuh oder als Stechmücke begegnen. Zumindest die Milchkuh hat ihre Wildheit genauso tief verborgen wie ich selbst.

Wolf und Eisbär sind da hilfreicher, mich immer wieder in jene archaischen Schichten der Einheit, des Aufgehobenseins in den Kräften des Universums zurückzubringen. Meine Bitte an sie lautet immer wieder, mich zurück zu begleiten zu den Kräften der Wildnis, zu den Keimkräften des Lebens, um sie meinen Klienten als Heilkräfte zu überbringen. Seit meiner letzten Depression und den Nahtod-Erlebnissen fühle ich mich eng verbunden mit den Elementarkräften, mit der Kraft von Feuer, Wasser, Luft und Erde. Sie begegnen mir aber nicht als feuerspeiende Drachen oder kleine Feuer-Geistchen, auch nicht als Wasserfee oder als Erdmännchen, keine Trolle und Zwergen, Nymphen, Sylven und Feen. Sie werden zwar als Elementarwesen angesprochen. Mir begegnen die Elementarkräfte nicht mehr anthropomorph, nicht vermenschlicht und so auch nicht geschlechtlich polarisiert. Ich erlebe sie als Kräfte, die in mir fließen, strahlen, tönen.

Obere Welt

Für die Schamanen der Frühzeit war die *Obere Welt* die Welt, zu der man hochsteigt. Statt in die *Untere Welt* zu ihren *Krafttieren* ließen sie ihre Seele aufsteigen über die Wolken, bis sie auf eine Art Membran trafen, die Trennschicht zur *Nichtalltäglichen Wirklichkeit,* die sie durchstoßen mussten, um in der Sphäre ihrer Ahnen zu sein. Die Ahnen sind die vorverstorbenen Familienangehörigen, aber auch Stammesmitglieder bis zu den Vorfahren des Volkes, mythologische Gestalten. Seit Urzeiten werden die irdischen Überreste in die Erde gelegt oder verbrannt und den Winden oder Wassern übergeben, während man sich vorstellt, die Seele entschwinde in die *Obere Welt.* Darum ist sie von menschenähnlichen Wesen bevölkert. Weil die Ahnenwesen außerhalb von Raum und Zeit stehen, haben diese einen Überblick über den ganzen Raum und die Zeit. Daher verfügen sie über die ewige und grenzenlose Weisheit. Ihr Gedächtnis erinnert sich an alle Zeiten und ihre Voraussicht überblickt alles Kommende, denn beides ist aus ihrer Sicht eine Illusion, in der wir Menschen gefangen sind.

Während das Gedenken an unsere Vorfahren nicht über die Versilberung des Erbes, einen Grabstein und einem Foto hinausgeht, pflegen viele alten Völker zum Teil bis heute eine intensive Ahnenverehrung. Für uns würde dies bedeuten, immer an den eigenen Tod, die eigene Vergänglichkeit erinnert zu werden, was in unserer Kultur mit allen Mitteln vermieden wird.

Meine nächsten Ahnen sind mein Bruder Josef, meine beiden Eltern, die Zwillingsseele meines Sohnes Manuel. Zu ihnen pflege ich vor allem in meinen Träumen Kontakt. Meine Mutter und mein Bruder helfen mir auch hin und wieder bei schamanischen

Heilaufgaben. Meine eigentlichen schamanischen Lehrer, Weisen, Begleiter, Ratgeber sind *Anaru* und *Horus*. Über *Anarus* Vorgeschichte weiß ich nichts. Sie ist in den Träumen zu mir gekommen. Als ich meine erste Reise in die *Obere Welt* unternahm, um einen schamanischen Lehrer zu treffen, stand ich plötzlich in ihrem Garten. Ich lief den Kiesweg durch den im englischen Stil angelegten Garten zu der kleinen Villa, weil ich glaubte, hinter einem Fenster im ersten Stockwerk jemand gesehen zu haben, ging durch die offene Türe hinein, traf aber in keinem der herrschaftlich eingerichteten Zimmer jemanden an. Aber ich spürte, dass hier eine Frau wohnte, ohne zu vermuten, dass es *Anaru* sei, deren Namen ich damals auch noch nicht kannte.

Seither habe ich sie nie mehr dort angetroffen. In den letzten Jahren spüre ich ihre Anwesenheit schon bei einer kleinen Bewusstseinsveränderung, die ich durch eine Blickveränderung und durch eine bestimmte Atmung hervorrufen kann.

Horus ist eine total andersartige Kraft, wandelbar, zwiespältig, wild, bald herrisch, bald liebevoll, bald König, bald Falke, bald zügellos, bald asketisch, bald kindlich, bald weise – eigentlich scheinen alle Gegensätze auf ihn zuzutreffen. Gegensätzlichkeit ist wichtig. *Horus* hat nie von mir verlangt, mich tiefer in die ägyptische Mythologie einzuleben. Aber als ich im Grab der Anubis in Luxor war, ist ein ganz alter Traum wieder erwacht.

Mittlere Welt

In der schamanischen Kosmologie gibt es über der *Unteren Welt* und unter der *Oberen Welt* noch eine Dimension: die Nichtalltägliche Dimension des Hier und Jetzt.

Für den Schamanen sind alle Wesen unserer Lebenswelt beseelt. In ihnen wirkt die Kraft des Universums, d.h. jeder Baum, jeder Stein, jeder Fluss, die vier Elemente, Feuer, Wasser, Erde, Luft, die Himmelsrichtungen, die Sterne, der Mond, sie alle sind für die Schamanen Geister, die er anrufen kann um Hilfe.

Die Sicht unserer Lebenswelt als eine Welt zusammenwirkender Geister, das ist seine Mittlere Welt. In verändertem Bewusstseinszustand können wir mit diesen Geistern Kontakt aufnehmen. So können wir vom Geist einer Pflanze erfahren, wie sie heilend wirkt.

Die Harmonie des Universums – Gesundheit und Krankheit in schamanischer Sicht

Aus schamanischer Sicht ist gesund, wer in Übereinstimmung, ja in Harmonie mit den Kräften des Universums lebt. Der Kranke hat diese Harmonie verloren. Mit dieser Umschreibung von Gesundheit haben wir Menschen keine Chance je gesund zu sein. Denn jede Zivilisation setzt sich in Widerspruch zu den Kräften des Universums. Wo der Mensch sich heraushebt, nach Bequemlichkeit, Reichtum, Selbstverwirklichung strebt, entsteht Einseitigkeit. Andererseits sind wir Menschen nackte Affen, die Bekleidung, Behausung, Bewirtschaftung der Erde zum eigenen Überleben brauchen. Dabei sitzen wir alle im gleichen Boot. Wenn einer glaubt, wieder zur ursprünglichen Lebensweise des Menschen zurückkehren zu können, vergisst er, wie viele andere Menschen mitgearbeitet haben an seinem Geld im Geldbeutel, er vergisst, woher das Buschmesser an seinem Gürtel ist, woher das Feuerzeug, woher seine Kleider, woher die Körner für sein Brot kommen.

Ich glaube nicht, dass es die ursprüngliche Harmonie je gab. Leben ist Wandel, Wachstum, Veränderung, Entwicklung. Leben ist auch Sterben. Harmonie ist ein Ziel, worauf wir im Leben hinstreben können. Ich bin als Kranker geboren, meine Ahnen haben mir die Krankheiten mitgegeben, meinem Leben gebe ich das Kranksein zum Geschenk.

Ich will Kranksein nicht aus dem Verlust der Harmonie ableiten, sondern aus unserer Fähigkeit des Wandels, der Transformation, des Reisens in andere Wirklichkeiten. Jedes Kranksein ist ein Überschreiten einer Schwelle in ein neues Leben. Manche Menschen verbringen ihren Lebtag auf der Schwelle, weil die Seele vor neuen Räumen steht, von denen wir nur träumen können. Aus unserer beschränkten Sicht sind jene Menschen unheilbar krank. Ihre viel größere Erlösung können wir nicht ermessen.

Hier soll nicht die ganze Krankheitslehre des Schamanismus dargestellt werden, nur jener Ausschnitt, der uns zu einem schamanischen Verständnis der Depressionen weiterhilft.

Depression ist die abgebrochene Suche nach Lebenskraft. Die schamanische Reise ist die Suche nach genau denselben Lebenskräften. Also kann uns das Verstehen der schamanischen Reise helfen, die Depression zu begreifen.

Das Reisen in andere Wirklichkeiten ist nicht auf Schamanen beschränkt, sondern eine allen Menschen gemeinsame Fähigkeit. Wie jede Fähigkeit kann sie in der praktischen Umsetzung scheitern.

Das absichtslose Reisen in andere Wirklichkeiten ist wohl die häufigste Form des Scheiterns an unserer Fähigkeit, in andere Wirklichkeiten vorzudringen. Eine Folge des unerkannten Abdriftens von Bewusstsein und Seele ist die Depression, oder es sind jene von der Psychiatrie als Psychosen beschriebenen Phänomene. Sehr vereinfacht ausgedrückt, blockiert sich der depressive Mensch aus Abwehr gegen das Eintauchen in andere Wirklichkeiten, der psychotische Mensch wird von den anbrandenden Kräften anderer Wirklichkeiten überschwemmt. Ich will darauf hier nicht näher eingehen.

Der Schamane schickt sein Bewusstsein und seine Seele auf die Reise in die *Nichtalltägliche Wirklichkeit*. Wobei wir besser sagen müssten, der Schamane dehne sein Bewusstsein und seine Seele in jene anderen Sphären der Kraft aus. In den Kapiteln, die sich mit dem Bewusstsein und der Seele befassen (Kapitel 11 und 13), wird gezeigt, dass beide im einzelnen Menschen verdichtete Kraftpole mit je eigener Funktion sind. In der Seele kristallisiert sich die Kraft des Universums als individuelle Wesenskraft oder Lebensessenz, die sich in einer Vielzahl von Affekten, Gefühlen, Stimmungen äußern kann, um deren Beschreibung sich die Psychologie angenommen hat. Im Bewusstsein konzentriert sich die Kraft um viele Formen der Daseinsgewissheit, wie dem Selbstbewusstsein und dem Wissen um die eigene Stellung in der Welt. Bewusstsein schlägt gleichsam im Denken, Wahrnehmen, in Fantasie und Intuition eine Brücke zwischen dem in sich polarisierten Seelenwesen und dem Ganzen des Universums.

Seele und Bewusstsein sind nicht typisch menschlich. Nach schamanischer Auffassung ist alles beseelt und bewusst. Daher können wir sie, solange wir existieren, nicht verlieren.

Aber Seele und Bewusstsein können sich gleichsam ausdehnen und damit weder in sich noch um ein gemeinsames Zentrum konzentriert sein. Man könnte sie sich dann als zwei formlose Kraftnebel vorstellen, die im Kraftfeld des Universums dem Spiel der Kräfte wehrlos ausgeliefert wären. Ich will hier diese Vorstellung nicht weiterverfolgen und auch nicht die Konsequenzen auf das Erleben des derart entkernten Menschen ausmalen. Es ist heute üblicher, von Seelen- und Bewusstseinsverlust zu sprechen.

Seelenverlust

Sandra Ingerman, amerikanische Psychologin und enge Mitarbeiterin von Michael Harner, untersucht seit Jahren, was passiert, wenn sich Teile der Seele abspalten. Sie hat die alte Technik der schamanischen Seelenrückholung wiederentdeckt und sie unserer Zeit und den psychologischen Kenntnissen angepasst. Sandra Ingerman lehrt ihre Technik der Seelenrückholung heute überall auf der ganzen Welt.

Ich habe Sandra Ingerman erstmals 1994 in Esalen erlebt. Seelenrückholung ist in meiner praktischen Arbeit mit Klienten ein wichtiges Heilritual geworden.

Sandra lehrt, dass schon die alten Schamanen den Seelenverlust kannten. Offenbar ist die Seele mit einem Schutzreflex ausgestattet, angesichts eines schweren Traumas, Teile abzuspalten. Dies hört sich sehr mechanistisch an. Tatsächlich ist es aber so, dass die geübte Schamanin oder der Schamane die verlorenen Seelenteile eines Menschen noch Jahre nach dem Trauma irgendwo in der *Nichtalltäglichen Wirklichkeit* wiederfinden und mir zurückbringen kann. Dabei hat sich immer ein unversehrter Teil der Lebensessenz des Menschen losgelöst und kommt nun auch als unversehrte Vitalkraft zurück und vereinigt sich wieder mit der unvollständigen und leidenden Seele.

Depression ist eine Anhäufung von traumatischen Erfahrungen, die zu einer massiven Schädigung der Seele geführt haben. Auf meinen Reisen für depressive Klienten habe ich mit Hilfe meiner *Verbündeten* erfahren, dass die Seele so sehr geschwächt sein kann, dass diese ehemals hell strahlende Sonne nichts mehr als ein schwacher Nebel geworden ist. So schwach, dass sie auch zurückgebrachte Seelenkraft nicht zu halten vermag. Die Seele hat ihr Zentrum, ihren Kern verloren. Man könnte auch sagen, sie habe ihre Gravitationskraft verloren, jene Kraft, die sie um einen Kern zentriert.

Bei Melanie, aber auch bei vielen anderen depressiven Menschen habe ich erfahren, dass sie die zurückgebrachten Seelenteile schon wenige Stunden später wieder verloren hatten oder diese nicht annehmen konnten, eben weil ihnen die Gravitationskraft fehlte. Für sie ist dieses geschwächte, nebulöse, schier seelenlose Dasein zur Gewohnheit geworden, so, dass sie sich vor jedem Kraftzuwachs fürchten und dagegen wehren. Meine *Verbündeten* haben mir ein Ritual gezeigt, wie jene Menschen wieder Zugang zu jener Seelenkraft finden können, die in längst vergangenen Erlebnissen gebannt ist.

Schamanische und depressive Bewusstseinsveränderung

Der Depression liegt unter anderem eine Bewusstseinsabspaltung zugrunde. Damit ist nicht jenes in der Psychiatrie beschriebene Phänomen der Bewusstseinsspaltung im Sinne einer Schizophrenie gemeint. Eher könnte man sie mit dem psychologischen Begriff als Bewusstseins-Dissoziation oder -Regression umschreiben. Es können nicht nur Seelenteile ohne Bewusstsein auf Reisen gehen, sondern die für das Reisen nötige Bewusstseinsveränderung kann unbeabsichtigt geschehen. Wir alle erfahren immer wieder, wie leicht sich unser Bewusstsein verändert. Wenn wir müde sind und uns einen Augenblick vom äußeren Geschehen zurückziehen oder um uns herum nichts läuft – schon sind wir abwesend, unser Bewusstsein taucht weg, die Umgebung verschwimmt, löst sich in einen Dunst auf, die Gedanken flottieren frei, Traumbilder tauchen auf. Der Körper erschlafft, die schwer gewordenen Augenlider fallen zu und oft der Kopf vornüber, was uns dann so erschreckt, dass wir irritiert hochfahren.

Wenn wir unsere bewusste Selbstbeobachtung aufgeben, verliert das Bewusstsein seine eigene Steuerung und damit seine fest umrissenen Konturen, die Grenzen zur Umgebung verwischen sich, Wahrnehmungsverschiebungen und traumähnliche Eindrücke stellen sich ein, oft sinkt dabei auch die Wachheit ab, bis wir über einen Dämmerzustand in den Schlaf sinken.

Aufgrund meiner eigenen Erfahrungen mit Bewusstseinsveränderungen beim schamanischen Reisen, Träumen und während der Depressionen, vertrete ich die Ansicht, dass sogenannter Bewusstseinsverlust, Einschlafen und Träumen aber auch die Bewusstseinsveränderung nach demselben Muster verlaufen: Das Bewusstsein kehrt zu entwicklungsgeschichtlich früheren Funktionsweisen zurück. Es scheint offensichtlich, dass sich das Bewusstsein mit dem behilft, was in ihm angelegt ist, wenn es verhindert ist, in seiner »höchsten« Leistungsform zu funktionieren. Zu dieser These gehört, dass wir Menschen in unserer individuellen Bewusstseinsentwicklung die Geschichte der menschlichen Bewusstseinsentwicklung nochmals durchleben, von den archaischen Anfängen bis zum heutigen hoch entwickelten Ich-Bewusstsein.

Wenn ich mein Bewusstsein für eine schamanische Reise durch monotones Trommeln verändere, dann versuche ich, mein hoch entwickeltes Bewusstsein zu bewahren und gleichzeitig zu jener archaischen Funktionsweise zurückkehren zu lassen, mit der sich unser Bewusstsein noch aufgehoben und in Einheit mit dem Universum erlebte und gleichsam in alles Lebende hinein ausgedehnt war. Auf der schamanischen Reise dehnt sich mein Bewusstsein über die ganze Spannweite seiner Möglichkeiten aus. Dies ist möglich, weil es im Laufe seiner Entwicklung, seiner verschiedenen Mutationen, immer wieder die frühere Stufe in die neue integriert hat.

Im schamanischen Bewusstseinszustand umspanne ich die ganze menschliche Bewusstseinsentwicklung. Der frühe, vorsprachliche Bewusstseinszustand der Kinder kommt vielleicht dem schamanischen Bewusstseinszustand am nächsten, der noch die weitgehende Einheit mit allem erfahren lässt. Doch wird der Schamane nicht wie das Kind im Einheitserlebnis schwelgen und sich vergessen. Er ist mit der klaren Absicht in jenen Zustand zurückgekehrt, sich mit seinen *Verbündeten* zu treffen und sie um Rat und Heilkraft für einen leidenden Menschen zu bitten. Dafür hat der Schamane gleichsam sein Ich aus dem Leibe getanzt, hat gefastet und sich stundenlang dem monotonen Trommelrhythmus ausgesetzt, bis auch die Alltagswirklichkeit aus dem Bewusstsein entschwindet. Von außen gesehen ist der Schamane in einer Trance.

Wenn mein Bewusstsein sich in jene archaischen Schichten ausdehnt und gleichzeitig an mein Ich und die Außenwelt klammert, dann bin ich präsent und doch in einem archaischen Dämmerzustand. Ich nehme die Umwelt wahr und gehöre doch nicht dazu. Ich nehme mich und mein Versagen wahr, aber kann nicht reagieren, nicht planen, nicht entscheiden. Ich kann denken, aber die Gedanken drehen sich sinnlos im Kreis. Ich kann fühlen, aber nur Angst und dumpfe Missempfindungen. Ich spüre eine Kraft, die mich zum Rückzug drängt, und bin gleichzeitig in einer dunklen Versenkung gefangen.

Diese Gleichzeitigkeit von wacher Bewusstheit und kraftlosem Dämmerzustand ist kennzeichnend für die depressive Bewusstseins-Dissoziation. Warum wollen depressive Menschen gleichzeitig voll im Leben stehen und abtauchen ins Aufgehobensein in der Alleinheit des Universums?

8. Meta-Schamanismus –
Die Lehren der *Verbündeten*

Schamanismus ist *nicht ausschließlich*, was die alten Schamanen getan haben. Schamanismus bedeutet Bewusstseinserweiterung zur Vereinigung mit den Kräften des Universums und deren gezielte Nutzung. Ihm liegt die allen Menschen eigene Fähigkeit und Sehnsucht zugrunde, in die ursprüngliche Alleinheit des Universums zurückzukehren, wo wir als Kinder wahrscheinlich noch gelebt haben und wohin unsere Seele am Ende des Lebens wieder zurückkehrt. Zeitlebens weiten wir jede Nacht im Träumen unser Bewusstsein in jene immateriellen Kraftwirklichkeiten und kehren gestärkt ins Wachsein zurück. Unsere Seele »nährt« sich an der Kraft des Universums.

Die alten Schamanen haben diese Fähigkeiten seit je gezielt praktiziert zum Heilen und zur Gewinnung von universellem Wissen. Heute müssen wir Wege finden, Schamanismus nicht nur mit Hilfe der zeitlosen Rituale zu verstehen, sondern aus unserem Sein selbst.

Depression ist einer dieser verkannten Durchbrüche elementarer Fähigkeiten. Sie hat beide Elemente des Schamanismus: die Bewusstseinserweiterung und die Suche nach der Verbindung mit der Kraft des Universums. Die spontane Bewusstseinserweiterung wird zur depressiven Blockierung, weil wir in unserer Kultur dafür weder Metaphern, d.h. Verständnis-Modelle, noch praktizierbare Methoden haben. Wir können sie einzig als Krankheit erleben und einordnen.

Depression ist eine Grenzerfahrung unseres Daseins. Depressive Menschen leben erstarrt zwischen einer unerträglichen Alltagswirklichkeit und einer scheinbar bedrohlichen Schattenregion. Depression wird zur gleichzeitigen Anklammerung des Bewusstseins an die Enge unseres heutigen Daseins und zur unbewältigten Erweiterung in die archaischen Frühschichten des Bewusstseins, des aus unserer Sicht dämmerigen Daseins in der ursprünglichen All-Einheit. Depression ist aber auch der Mangel an Lebenskraft und die gleichzeitige Suche danach. Erst wenn wir lernen, die Seele auf ihrem Weg zu den Quellen der Lebenskraft bewusst zu begleiten, überwinden wir die Bewusstseinsabspaltung, und die Bewusstseinsreise zur Kraft des Universums gelingt. So verstanden, öffnet uns die Depression auch einen Weg, Schamanismus aus uns selbst heraus zu verstehen.

Ich nenne diesen Schamanismus *Meta-Schamanismus* und seine Elemente die *Metaphern der Kraft.* »Meta« im Sinne von »nachher«, »nachfolgend« aber auch im Sinne von »übertragen«, »vermittelt«. Es ist jener Schamanismus, der auf den ursprünglichen Schamanismus des unmittelbaren Aufgehobenseins in der Welt folgt, von dem uns viele Stufen unwiderruflicher Bewusstseinsentwicklung trennen. Ich will auf die »Mutationen des Bewusstseins« nicht näher eingehen. Doch wir leben heute in einer durch unser Bewusstsein vermittelten Beziehung zum Universum, einem unserem Bewusstsein zur Aufgabe gestellten Bezug zum Ganzen.

Ich versuche, den Core-Schamanismus durch den Meta-Schamanismus zu ergänzen. Meta-Schamanismus ist der bewusste Umgang mit *Metaphern der Kraft*. Mit ihm können wir den Schamanismus gegenüber jenem Umgang mit der Welt abgrenzen, der alle Erscheinungen als Symbole eines imaginären Ganzen deutet, wie es heute in der Psychologie und Esoterik teilweise üblich ist. Symbole stehen für die Kraft, sie deuten auf die Kraft hin, sie sind Sinnbilder der Kraft und nie die Kraft selbst. Metaphern sind Kraft, so wie wir sie vermittelt durch das Bewusstsein konkret erleben können. Kraftmetaphern sind die erlebbare Wirklichkeit der universellen Kraft.

Wir leben heute in einer Welt der Kräfte, der materiellen, psychischen und geistigen Kräfte. Die alten Schamanen lebten in einer animistischen Welt. Ihnen begegnete die geistige Kraft in Form von *Krafttieren* und Ahnenwesen. So können mir meine *Verbündeten* auch heute noch begegnen. *Anaru* und *Horus* haben mich gelehrt, dass das Universum die Metapher für das unfassliche, von uns nie zu erreichende und doch immer wieder vermutete, ersehnte und angestrebte Ganze ist. Universum schließt alles in sich ein, hebt alles in sich auf. Universum begegnet uns als die in allem wirkende, alles bewirkende und ermöglichende Kraft in jeder Blume, jedem Schmetterling, jeder Wolke. An die Fragen nach den Ursachen, den Schöpfer dieser Kraft habe ich mich bisher nicht gewagt.

Ich wollte verstehen, wie die Kraft in uns Menschen wirkt. In jedem meiner Gedanken, meiner Gefühle und meiner Handlungen erlebe ich die Kraft, meine Kraft. Doch wirkt da nicht in jedem noch so kleinen Einfall, jedem Lächeln, jedem Schritt, jeder Berührung die Kraft des Universums in mir und durch mich?

Seele, Bewusstsein und Leibsein sind Grundformen unserer Existenz. Die Psychologie untersucht Seele und Bewusstsein als Manifestationen unseres Inneren, unserer Psyche, der Art und Weise, wie wir im Leib sind. Die Psychologie konzentriert sich auf das Innere des Individuums und setzt dieses in Beziehung zur Umwelt. Aus schamanischer Sicht werden wir den Einzelnen als Teil des Ganzen betrachten. In der Seele und dem Bewusstsein verdichtet sich gleichsam die Kraft des Universums zu dem einmaligen Wesen, das jeder und jede von uns ist. In mir zentriert sich die Kraft des Universums, in mir polarisiert sie sich zu dem Wesen, das ich bin. In mir denkt und fühlt das Universum, ich bin ein Teil seiner Wirklichkeit. Jeder Mensch, jedes Wesen ist ein Ereignis der Kraft, eine Überschneidung von Kraftlinien im Gewebe der Kraft, ein Kraftpol im grenzenlosen Wechselspiel der Kräfte, im Kraftfeld des Universums.

Neben Seele und Bewusstsein gibt für mein Verständnis die Metapher des Kraftpoles in einem unbegrenzten Wechselspiel der Kräfte am besten unser vielfältiges, oder wie heute oft gesagt wird, multidimensionales Verknüpftsein mit allem wieder, was in der Welt da ist. Das Universum wird dann zum unbegrenzten Kraftfeld.

Jede akute Krankheit, ob sogenannt seelisch oder körperlich, separiert uns vom gewohnten Alltagsleben in der Zivilisation, wir liegen darnieder, ohnmächtig den Eigengesetzlichkeiten der Krankheit ausgeliefert. In ganz akuten Phasen der Krankheit hilft auch die Medizin nicht. Kranksein und Genesung verlaufen eigentlich nach den Gesetzen der Natur, so wie in mir die Luft atmet, das Feuer brennt, das Wasser strömt und die Erde sich formt. Natur in ihrer durch keine Zivilisation, Technik, Wissenschaft, Moral und Ethik überformten Ursprünglichkeit nenne ich Wildnis. Die vierte hier verwendete Kraftmetapher ist die Wildnis.

Die unangetastete Wildnis war einst das Paradies, die reinste Form, wie die Kraft des Universums zur Wirklichkeit der Welt wurde. In der Wildnis hat die Erde als Mutter allen Lebens ihre Kinder geboren, auch uns Menschen. Wir sind Wesen der Wildnis.

Inzwischen haben wir die Wildnis besiegt. Zubetoniert treten wir mit Schuhen auf ihr herum. Unsere Füße wissen nichts mehr vom Boden der Wildnis. Obwohl wir ein »Glühlampendasein« führen, die Triebe, Affekte und Gefühle abgedimmt scheinen von Willen und Vernunft, kann das zum glimmenden Leuchtfaden erdrosselte Feuer in uns wieder auflodern. Denn die Erde ist noch immer unsere Mutter, in ihrem dunkeln Schoß keimt alles Leben. Immer wieder bricht die Wildnis und die Wildheit in uns durch in unseren Träumen, in Trance und Ekstase und eben in der Krankheit. Eine weitere Form, unsere Wildheit zu leben, ist der Schamanismus.

Damit die reine, allgegenwärtige Kraft in ihren vielfältigen Formen zur Wirklichkeit der Welt werden kann, muss sie gleichsam eine Schwelle überwinden und zur Erde, zum Wasser, zum Feuer und zur Luft werden. Sie sind die Elemente, die in allem Leben wirken. Sie sind der »Stoff, aus dem das Leben ist«, werden von uns aber noch nicht als lebendig erfahren. In Feuer, Wasser, Luft und Erde materialisiert sich die Kraft des Universums. Sie transformieren Materielles wieder in Kraft, das Feuer verbrennt, das Wasser löst auf, die Erde verdichtet oder zerfällt, die Luft verstreut. Im Sinne der Kraftmetaphern werden Feuer, Wasser, Luft, Erde – hier als Schwellenkräfte angesprochen. Die Elemente sind die Metaphern der Schwelle, des Übergangs zwischen den Welten, der Wandelbarkeit des Universums. Durch die Elemente kristallisiert sich die Kraft des Universums zu materiellen Erscheinungen und löst sich in reine Kraft auf. In den Elementen wird das Mögliche zum Wirklichen und das Wirkliche wieder zum Möglichen.

Die Gegenüberstellung von immateriell und materiell deutet darauf hin, dass alles Wirkliche eben materiell, d.h. aus fester Materie, erdig erscheint. Unser Welt- und Daseinsverständnis ist dominiert von der Erde als Schwellenelement. Alles erscheint uns wie ein räumlicher Gegenstand, mit Dichte und Gewicht. Wir untersuchen, wie die Kraft des Universums zur materiellen Erscheinung wird. An dieser Schwelle forscht die Physik. Ihre Erkenntnis, dass sich ein Elementarteilchen sowohl als Korpuskel, als Gegenstand wie auch als Licht zeigen kann, zeugt von dieser Schwelle. Auch die Medizin trachtet danach, für alle Manifestationen des Lebens, vor allem für die Krankheiten organische, d.h. materielle Ursachen zu finden. Die Schwelle zwischen der immateriellen und der materiellen Umwelt ist Ursache der Rivalitäten zwischen Medizin und Psychologie, ausgetragen als Streit zwischen objektiven Tatsachen und subjektiven Erscheinungen.

Warum lassen wir uns die Welt nicht als Leuchten begegnen? Warum wechseln wir nicht von der erdbezogenen Auffassung der Wirklichkeit zum Feuer, das uns die Welt in ihrem steten Werden und Vergehen zeigt? Wie würden wir selbst und unsere Wirklichkeit aussehen, wenn wir die Kraft nicht als feste, dichte und beständige Materie, sondern als Leuchten wahrnehmen würden? Ist nicht letztlich alles nur Schein?

Feuer ist gleichzeitig materiell und immateriell, es ist sichtbar und hat physikalische Eigenschaft, wie Wärme, Gasdichte und Leuchtkraft, und es ist Leuchten. Damit hätten wir die unselige Unterscheidung zwischen immateriell und materiell, zwischen subjektiv und objektiv überwunden. Wenn wir die Kraft als Leuchten wahrnehmen lernen, können wir erfahren, dass sie überall und durch alles hindurchleuchtet, so wie eben Kraft überall anwesend ist. Auch die Unterscheidung zwischen innen und außen ist dann überflüssig, die Wahrnehmung der Ganzheit rückt uns näher.

Aber sogleich bricht ein neuer Zwiespalt auf, lähmt uns im Kraftfeld seiner Pole. Jener zwischen Licht und Dunkelheit. Wir Menschen scheinen nichts mehr zu fürchten als die Finsternis, in ihr lauert der Tod. Doch eigentlich ist die Finsternis jene Kraft, die sich dem Licht öffnet. Die Dunkelheit der Nacht öffnet sich dem Licht der Sterne. Der Tod öffnet sich dem hellen Licht des Jenseits, der Wandlung und Wiedergeburt. In meinen Nahtod-Erlebnissen bin ich dem Jenseitslicht begegnet.

Auf der Suche nach der Kraft der Wandlung reisen die Schamaninnen und Schamanen seit Jahrtausenden durch die Finsternis. Gleichsam am Wurzelgrund der Erde finden sie die leuchtende Quelle der Lebenskraft. Sie entfaltet sich vor ihnen als eigene Wirklichkeit: die *Nichtalltägliche Wirklichkeit*. Dort treffen sie Kraftwesen an, die ihnen den Zugang zur Kraft und Weisheit des Universums öffnen.

Die Schamanin, der Schamane irren auf ihrer Suche nicht in der endlosen Finsternis herum. Es ist das Feuer ihrer eigenen *Seelenglut*, ihrer ungetrübten Absicht, das ihnen den Weg durch die Finsternis weist. Schamanen sind Meister der *Seelenglut*, der makellosen Absicht, der Identität von Bewusstsein und Seele. Ihre *Seelenglut* führt sie an die Quellen der Wandlungs- und Heilkraft. Mit ihr tragen sie diese zum Kranken.

Was erstickt die *Seelenglut* depressiver Menschen, dass sie oft nur noch den Tod ersehnen?

In uns allen glimmt eine Sehnsucht, in die Leuchtkraft des Universums zurückzukehren, wahrscheinlich kommen wir von dort, und unsere Seele kehrt dorthin zurück. Es ist das erklärte Ziel vieler Meditationspraktiken, sich dem reinen Licht zu öffnen. Doch wir brauchen nicht so weit zu suchen. Wir haben jede Nacht eine Chance, hinter der Finsternis des Schlafes das Leuchten der spirituellen Kraft zu finden. Sie leuchtet in unseren Träumen. Träumen ist unsere ursprüngliche Begegnung mit der Kraft des Universums, im Schlaf nährt sich die Seele an ihr. Darum wachen wir erholt und gestärkt auf. Wenn wir mit Absicht und *Seelenglut* auf das Licht des Träumens zugehen, wandeln sich die bruchstückhaften, bizarren Bilder zur Traumwirklichkeit.

Das Leuchten der Kraft ist die fünfte Kraftmetapher. Immer schon leuchtet die Kraft als Traumlicht, als *Seelenglut* und – in Todesnähe – als Jenseitslicht über die Schwelle der materiellen Welt in unser Dasein. Eigentlich ist uns das Leuchten der Kraft unmittelbar vertraut, als Träume, als inneres Feuer, Inbrunst, Leidenschaft, und wir wissen vom hellen friedlichen Licht der Erlösung.

Diese Grunderfahrungen unserer Lebenskraft und das Verständnis von den *Metaphern der Kraft* haben mir aus den Depressionen geholfen. Was ich hier darzustellen versuche, ist während einer jahrelangen heimlichen und oft trotzig-verzweifelten Suche nach dem Geheimnis der Depression entstanden. In unzähligen schamanischen Reisen zu meinen *Verbündeten* und einem tagtäglichen Bemühen um die Traumkraft haben sich die Lehren der *Verbündeten* herauskristallisiert, die ich im Folgenden darstellen will. Natürlich haben auch meine alltäglichen Lehrer Unentbehrliches dazu beigetragen. Sie sind auch *Verbündete*. Ich will nochmals betonen, dass der hier vertretene Versuch, den Schamanismus gleichsam aus einer Meta-Position heraus zu verstehen, nicht im Gegensatz, sondern in Ergänzung zum Ethno- und Core-Schamanismus gesehen werden soll. Daher vermische ich auch die Erfahrungen bei den Schamanen Sibiriens mit den Techniken von Michael Harner und Sandra Ingerman, insbesondere die schamanische Reise, den *Krafttier*tanz und die Seelenrückholung.

Ich bin ein Kind unserer rationalen Zivilisation und habe in 20 Schuljahren mein kritisch-reflexives Bewusstsein trainiert. Ich kann seine Rebellion gegen meine schamanischen Erfahrungen, obwohl am eigenen Leib erlebt, nur besänftigen, wenn ich den Zusammenhang zwischen meinen Depressionen und deren Bewältigung durch schamanische Hilfe auch denkend verstehe.

Die Schamaninnen und Schamanen überall auf der Welt durchbrechen seit Jahrtausenden die depressive Versenkung und stoßen zur Leuchtkraft jenseits des Tunnels vor. In den gequälten, missbrauchten, kranken Seelen heutiger Menschen erwacht das uralte Wissen, über den Weg zur heilenden Lebenskraft wieder. Dagmar wird von der Sehnsucht in den finsteren Tunnel gezogen, Annelies lässt sich vom Steingeist hinüberbringen. Melanie flieht vor der unerträglichen Alltagswirklichkeit in die Lichtwelt. Sie sind nicht die Einzigen, deren Not längst verschüttete Fähigkeiten hervorbrechen lässt.

Dennoch wäre es naiv, sich von den Schamanen allumfassende Rettung zu erhoffen. Viele Epochen verinnerlichter Zivilisationsgeschichte trennen uns modernen Menschen vom Wissen der Schamanen. Die Schutzwälle rationaler Welterklärung gegen den Einbruch archaischer Lebenskräfte, lassen sich nicht einfach durchstoßen. Denn eigentlich ist der trennende Tunnel zwischen den Wirklichkeitserfahrungen nichts anderes als der durchstoßene Schutzwall unserer rationalen Wirklichkeitserklärungen. In diesen Schutzwällen bleiben depressive Menschen stecken. Dagmars Sehnsucht reicht nicht, sie zu durchbrechen.

IV
Der Weg durch die Finsternis

9. Metaphern des Bewusstseins

Bewusstsein ist ein abstrakter Begriff, der zunächst ganz von der Psychologie in Anspruch genommen wurde, bis sie ihn an die Naturwissenschaften abtreten musste. Die Neurologie hat Bewusstsein auf eine Hirnfunktion eingeengt. Doch mittlerweile ist klar:

Bewusstsein ist mehr. Es ist unsere elementare Daseins-Gewissheit: Ich weiß, dass ich da bin. Ich nehme mich wahr hier in der Welt. Ich bin mir selbst in dieser Welt gewiss.

Eigentlich müsste ich zuerst über die Seele reden. Sie ist die Essenz der Lebenskraft. Sie verdichtet die Kraft zu jenem Wesenspol, der ich bin. Daher gehört eigentlich die Seele an den Anfang der Abhandlung über die Elemente. Doch ich kann dies alles nur mit dem Bewusstsein erfassen.

Bewusstsein selbst kann ich aber nie von außen her betrachten, nur wieder mit meinem Bewusstsein. Ich drehe mich unweigerlich im Kreis, wie die Katze ihrem eigenen Schwanz nachrennt. Oder ich muss eingestehen, dass ich immer nur einen Ausschnitt wahrnehmen kann.

Warum brauchen wir überhaupt ein Bewusstsein? Warum brauchen wir eine nachträgliche Gewissheit, da zu sein in dieser Welt? Wir sind ja immer und selbstverständlich aufgehoben im Ganzen des Universums. Offenbar haben wir diese Gewissheit einmal verloren. Wir haben uns vom Ganzen abgehoben. Es wird viel gerätselt über den Ursprung dieses Verlustes. Die einen sagen, seit der Vertreibung aus dem Paradies, nachdem der Mensch den Apfel vom Baum des Wissens gegessen habe, müsse er sich immer wieder seiner Zugehörigkeit zum Ganzen vergewissern. Bewusstsein ist eine Art Strafe, eine Aufgabe. Die anderen sehen Bewusstsein mehr als Befreiung, die damit begann, dass der Mensch sich aufgerichtet hat, seine Hände frei bekam, sich Werkzeuge bauen konnte und mit seinen Augen plötzlich in die Ferne sehen und seine Stellung in der Welt erfassen konnte. Beide Ansichten neigen dazu, Bewusstsein als etwas typisch und einzigartig Menschliches aufzufassen. Somit wäre Bewusstsein eine Art Mutation unserer Wahrnehmung, deren Organ das Gehirn ist und uns unsere Stellung in der Welt gewahren lässt, unser Verhältnis zu ihr, letztlich unsere Einbettung in ihr. Bewusstsein überwindet so die Distanz zur Welt wieder, in die wir durch unser Wissen über die Welt und das körperliche Aufrichten geraten sind.

Wenn es das Wesen des Bewusstseins ist, die Verbindung des vereinzelten Wesens zur Welt wiederherzustellen, dann verfügen alle beseelten Wesen über Bewusstsein. Jedes Tier, jeder Baum, jeder Stein, jeder Fluss. Denn in ihnen verdichtet sich die Lebenskraft zu einem einmaligen Kraftpol, der in einer einmaligen Beziehung zum Ganzen der Welt steht. Bewusstsein und Seele wären dann die beiden Pole der Verbundenheit des Einzelnen mit dem Ganzen des Universums. In der Seele kommt die Kraft des All-Einen zum Vereinzelten, im Bewusstsein schließt sich dieses wieder ins Ganze ein. Nun, wir können den Stein nicht fragen, ob er sich seines Gewichtes bewusst ist, mit dem er auf der Erde liegt, und ob er weiß, wo er liegt. Oder doch?

Schluss mit diesen philosophischen Gedanken. Wir fassen Bewusstsein viel enger auf. Unter Bewusstsein verstehen wir meist unser waches Alltagsbewusstsein und unsere Mitteilungsfähigkeit. Wenn ich wach bin und dies gewahre, bin ich bewusst.

Alltagsbewusstsein

Das wache Alltagsbewusstsein ist in unserer Kultur gleichsam das Zentrum des Bewusstseins. Von hier aus dehnt es sich in viele verschiedene Richtungen. Wir wollen einige Dimensionen des Bewusstseins kurz ansehen.

Zuerst jene, die meistens vernachlässigt werden. Weil wir Bewusstsein oft auf unser Denken einengen: Was wir denken können, ist uns bewusst – vergessen wir, dass Bewusstsein auch Wahrnehmen, Empfinden, Erleben, Fühlen, Denken, Wissen, Sich-Verhalten, Handeln, Körper-Seele-Geist-Sein ist. Nur ein Beispiel: Wenn ich mit meinen Händen eine Zeichnung herstelle, dann ist dies ein Akt des Bewusstseins. Einerseits werde ich mir selbst durch das Zeichnen bewusst, andererseits bringe ich mein Bewusstsein im Gezeichneten zur Darstellung. Dasselbe beim Sehen: Der Baum vor dem Fenster wird mir bewusst, gleichzeitig werde ich mir als Betrachter bewusst.

Bewusstsein scheint immer einen Inhalt zu haben, etwas, das bewusst ist, einen Gegenstand, eine Erscheinung, ein Ereignis. Daher ist Bewusstsein unabdingbar verknüpft mit der Umgebung, mit der Wirklichkeit um uns. Bewusstsein und Wirklichkeit sind zwei Pole einer Einheit. Die Wirklichkeit zeigt sich mir im Bewusstsein, und Bewusstsein zeigt sich an der Wirklichkeit; eben an dem, was für das Bewusstsein wirklich ist. Das Wissen ist bei mir, das Objekt, der Gegenstand des Wissens ist draußen in der umgebenden Wirklichkeit. Wobei sich Bewusstsein selbst auch zum Gegenstand werden kann. Jetzt betrachten wir Bewusstsein von außen.

Man könnte auch sagen, Wirklichkeit ist materialisiertes Bewusstsein. Dies stimmt sicher in Hinblick auf unsere menschliche Umwelt. Unsere ganze Zivilisation ist in die Außenwelt projiziertes Bewusstsein. Die Erde lieferte das Material, um die von uns erdachten Straßen, Häuser, Maschinen zu bauen. Und was schon da war, haben wir mit unserem Bewusstsein erforscht und mit Namen versehen, die Tiere, Pflanzen, Steine. Wir haben uns alles in der Welt in Hinblick auf seine Verwendbarkeit für unser Überleben bewusst gemacht. Was uns nicht dient, scheinbar keinen Zweck hat, dafür fehlt uns das Bewusstsein, wir negieren es, ja bestreiten oft seine Existenz. Dieses Zweck-Bewusstsein ist eine massive Bewusstseinseinengung. Wenn ich den Baum vor meinem Fenster nur noch als Buche sehe, die den Garten ziert, mir Schatten gibt, und später gutes Brennholz liefert, dann ist mir das Wesen der Buche nicht bewusst geworden, nur ihre Dienlichkeit.

Bereits meine obige Aussage, Wirklichkeit sei materialisiertes Bewusstsein ist eine Bewusstseinseinengung. Etwas Materialisiertes begegnet mir als Gegenstand, den ich betasten kann, mindestens in seinen äußeren Formen sehen oder sichtbar machen kann. So sehe ich die Buche vor meinem Fenster als einen lebenden Gegenstand, der einen bestimmten Raum einnimmt, mir dadurch den Blick verdeckt, und ich kann hinausgehen, sie anfassen, sie ausmessen. Die Buche wird mir in ihrem Erdaspekt bewusst. Erde, als die feste Materie, die Raum einnimmt und eine gewisse Schwere hat.

Es gibt vier Elemente: außer der Erde noch Feuer, Wasser, Luft. Sie sind die Schwellenkräfte, die Kraft in unsere Wirklichkeit bringen. Wie wird mir die Buche vor dem Fenster in ihrem Feueraspekt bewusst? Feuer ist Licht, es ist Frühling, die Blätter sind noch leuchtend zart grün. Hinter dieser grünen Oberfläche verbirgt sich die Buche in ihrem Lichtaspekt, da beginnt wieder die feste Materie. Licht und Farben sehen wir normalerweise nur an der Oberfläche. So haben wir es gelernt. Inzwischen hat die Technik Apparate geschaffen, die Buche zu durchleuchten, sie ganz in ihrem Lichtaspekt zu zeigen. Können meine Augen dies nur mit Hilfe von aufwendigen Apparaten? Nein, heute wissen wir von Menschen, die die Aura, die vielfarbig leuchtenden Energien um ein Lebewesen sehen können.

Jede feste Materie ist eben auch Licht, wenn sie uns in ihrem Feueraspekt begegnet. Die Buche vor meinem Fenster ist ein wahres Feuerwerk von Farben, die um ein großes und viele kleine Zentren herum vielfarbig pulsieren, weit über ihre erdgebundene Form hinaus leuchtet, in dauernder Wechselwirkung mit der Umgebung. Wenn ich meine Augen schließe, fällt es mir leichter, das Spiel des Lichtes und der Farben der Buche wahrzunehmen. Ihr Strahlen hat eine intensive Wärme von eigener Qualität.

Die Buche kann auch singen, wenn ich mein Gehör umstelle, kann ich sie hören, ein intensives, helles, auf- und abschwellendes Summen.

Es ist schwierig, darüber zu schreiben, weil wir kaum Worte entwickelt haben, uns darüber mitzuteilen. Dies ist verhängnisvoll. Denn Bewusstsein hängt wesentlich von Kommunizierbarkeit ab. Durch das Mitteilen werden wir uns der anderen, der Gemeinschaft bewusst. Man spricht von einem Gemeinschafts-Bewusstsein, im Unterschied zum Ich-Bewusstsein.

Was wir nicht kommunizieren können, tilgen wir aus dem Bewusstsein. Es »darf« nicht wahr sein, weil es uns aus der Gemeinschaft absondert, isoliert, uns im Sinne des »*common sense*« abnormal erscheinen lässt. Das Ich-Bewusstsein darf nicht in Widerspruch zum Gemeinschafts-Bewusstsein geraten.

Das ist oft besonders für leidende Menschen tragisch. Empfindungen, für die es keine Worte gibt, werden häufig als Einbildung abgetan. Dies brachte Melanie zum Ausdruck, als sie sagte, über ihre Erfahrungen der Lichtwelt wolle sie mit niemandem reden, weil es dafür keine Worte gebe. Wir haben nur wenig Worte für Wahrnehmungen außerhalb der am Erdaspekt orientierten Sprache. So muss ich unbedingt sagen können, wo es mich schmerzt: oben oder unten, hinten oder vorne, mehr rechts, innen oder außen, an einem Punkt oder weit herum streuend. Dies sind aber alles räumliche Bestimmungen. Und so wird denn auch die Ursache des Schmerzes in etwas Raumhaftem gesucht. Es muss dort mindestens eine sichtbare Veränderung vorliegen. Doch gerade bei der Depression, aber auch bei vielen anderen psychischen Leiden, bei vielen psychosomatischen Leiden fehlen solche materiellen Erscheinungen.

Wir kommunizieren mit einer stark verräumlichten Sprache, ich würde hier sagen einer erdgebundenen Sprache. Diese engt unser Bewusstsein ein. So verwendet auch die Psychologie räumliche Kennzeichnungen der Dimensionen des Bewusstseins. Bewusstsein wird als etwas im Inneren des Menschen gesehen. Psychologie ist eigentlich die Wissenschaft vom Innenraum des Menschen. Darauf werden wir später noch kommen. Aus psychologischer Sicht dehnt sich das an sich unsichtbare Bewusstsein aus in ein Unter- und Überbewusstsein. Man spricht auch von Bewusstseinstiefe. Damit sind immer auch Wertungen verbunden, Überbewusstsein scheint besser, es ist ein höheres Bewusstsein, aber es ist auch gut, eine große Bewusstseinstiefe zu haben. In den Tiefen des Bewusstseins ist das Ungeheure, dort lauert das Böse, Schattenhafte.

Es ist nicht einfach, sich von dieser Art der sprachlichen Mitteilung des Bewusstseins zu lösen. Vielleicht gelingt es, wenn wir nochmals darauf zurückgehen, dass Bewusstsein meine Daseins-Gewissheit ist und mich meiner Verbundenheit zum Ganzen des Universums vergewissert.

Bleiben wir noch bei den bekannten Dimensionen des Bewusstseins: Das Alltagsbewusstsein können wir gliedern in das Ich-Bewusstsein, ein Erfahrungs- und ein Realitätsbewusstsein: das Bewusstsein, dass ich bin, das erweitert wird durch das im Leben angesammelte und auch von den anderen übernommene Erfahrungswissen.

Die Spannweite des Bewusstseins reicht vom Wachsein im Alltagsbewusstsein über den Dämmerzustand, zum Schlafen und Träumen bis hin zu Bewusstlosigkeit; in die andere Richtung hinauf zu Überwachheit, Luzidität und absoluter Bewusstseinsklarheit. Es reicht aber auch vom Alltagsbewusstsein in archaische Tiefen von Verschmelzungserlebnissen mit dem, was wir »normalerweise« als außerhalb von uns erleben. Vielleicht reicht es sogar in »Höhen«, die weit über dem normalen Alltagsbewusstsein, verdichtet zu einem punktförmig »reinen« Bewusstsein, befreit von Inhalt, nur noch sich selbst gewiss sind. Das Bewusstsein scheint sich aus einem amorphen Dämmerzustand zur Fähigkeit der Erleuchtung, der reinen Einsicht ins »höchste« Wissen entwickelt zu haben.

Bewusstsein ist eigentlich eine vergessene Dimension unseres Daseins. Es ist uns so selbstverständlich, dass wir nicht sagen können, was es wirklich ist. Nur bei krassen Veränderungen fällt uns der Bewusstseinszustand auf, zum Beispiel bei Alkoholisierung.

Bewusstsein setzt nie aus. So wie Atmung und Herzschlag nie aussetzen, solange ich lebe. Nur der Bewusstseinszustand ändert sich unablässig. Wachsein ist ein Bereich in der Spannweite des Bewusstseins, genauso wie Schlafen und Träumen. Diese Bereiche sind durch eine typische Art der Sinneswahrnehmung, des Denkens, Fühlens, Handelns und Sich-Mitteilens charakterisiert. Die Wahrnehmung während des Träumens unterscheidet sich erheblich von der des Wachens.

Im Wachzustand finde ich mich in der Wachwirklichkeit des Alltags. Dies ist die einzige Wirklichkeit, die ich gelernt habe, mit anderen gemeinsam wahrzunehmen. Der Wachzustand ist der einzige von der Gesellschaft anerkannte Bewusstseinszustand.

In allen anderen Bewusstseinszuständen, wie Trance, Ekstase, Rausch, Träumen erlebe ich die Wirklichkeit als instabil, flüchtig, bruchstückhaft, bizarr. Im Zustand des Schlafens und der »Bewusstlosigkeit« fehlt das Erlebnis einer Wirklichkeit und das Selbstbewusstsein. In all diesen Bewusstseinszuständen scheinen wir keine gemeinsame Wirklichkeit erleben zu können.

In der Depression bin ich in einem veränderten Bewusstseinszustand. Damit ändert sich auch meine Wirklichkeit. Ich bin nicht mehr Mitglied der von allen geteilten gemeinsamen Alltagswirklichkeit. Dieser Isolation von der gemeinsamen Wirklichkeit bin ich mir schmerzlich bewusst.

Der Zustand des Bewusstseins ist wesentlich von meiner Lebenskraft abhängig. Die heutige Art Wachzustand braucht sehr viel

Lebenskraft. Weil Bewusstsein eine starke Konzentration und Reaktionsbereitschaft auf wenige sich schnell wandelnde Wahrnehmungsimpulse von außen erfordert. Die Konzentrationsfähigkeit des Bewusstseins, die Einengung auf einen kleinen Ausschnitt der Wirklichkeit hat in unserer Gesellschaft einen hohen Stellenwert. Sie wird in der Erziehung und Schule unablässig trainiert. Wir trainieren nicht die Weite des Bewusstseins, sondern seine gezielte Verengung.

Sinkt die aktuelle Lebenskraft im Laufe des Tages oder aus anderen Gründen ab wie bei Anstrengung oder Krankheit, weitet sich das Bewusstsein. Die Informationen aus der Umgebung werden nicht mehr selektioniert. Damit schwindet auch die Distanz zwischen mir und der Umgebung. Der Unterschied zwischen Selbstbewusstsein und dem Bewusstsein der Wirklichkeit verschwindet. Wir hören auf zu benennen, sinken in einen Gefühlszustand. Gefühle sind ein frühes, »ursprüngliches« Bewusstsein. Sie können sich körperlich oder als Farben, Klänge, Düfte manifestieren. Die letzte Stufe ist dann eine Bewusstseinsidentität zwischen Ich und Umgebung. Alles hat aufgehört Einzelwesen zu sein. Alles ist Gewissheit einer umfassenden Einheit, wird durchlässig und zugänglich.

Das distanzierende Ich-Bewusstsein wird durch Selbstwahrnehmung und Selbstbetätigung aufrechterhalten. Eine weitverbreitete Form ist der sogenannte innere Dialog. Eine andere Form ist die kontinuierliche Wahrnehmung von irgendwelchen Körperaktivitäten, z. B. des Atmens, des Kreislaufs, der Muskelspannung, der Haltung.

Bewusstsein kann gezielt verändert werden durch Überflutung mit Informationen, aber auch durch eine extreme Verarmung oder Monotonie von Informationen aus der Umwelt. Das Trommeln und Tanzen der Schamanen hat letztlich dieselbe Wirkung wie die Meditation in der Stille. Wir werden fähig, unser Bewusstsein zur absoluten Klarheit zu läutern, es zu einem Punkt zu verdichten oder zur unbegrenzten Weite zu öffnen.

Bewusstsein manifestiert sich auch als Erinnerung, z. B. meiner Lebensgeschichte. Diese Erinnerung ist der Hintergrund des Bewusstseins, gleichsam die perspektivische Tiefe dessen, was sich jeden Augenblick in meiner nächsten Nähe im Vordergrund bewusst ereignet. Die Wirklichkeit, wie ich sie um mich wahrnehme, die ganze Alltagswelt ist die zur Selbstverständlichkeit gewordene gemeinsame Erinnerung der Menschen. Sie ist der Schatz an selbstverständlichem und neu erworbenem Erfahrungswissen.

Erziehung ist die Entwicklung des Tageswachbewusstseins und der damit verbundenen gemeinsamen Wirklichkeit. Im Elternhaus und in der Schule wird die automatische Präsenz des gemeinsamen Wissens über das gebräuchliche Repertoire der alltäglichen Phänomene eintrainiert. Erziehung lehrt mich auch, mich meiner eigenen Stellung innerhalb dieser Phänomene bewusst zu sein.

Indem eine bestimmte Auswahl dieser Phänomene als Auslöserreize für ein bestimmtes Verhalten, Denken und Fühlen wirken, bin ich mir meiner eigenen Stellung und Rolle innerhalb der Alltagswirklichkeit bewusst. In der Depression verlieren diese Auslöserreize die Wirkung, und die ganze Wirklichkeit erscheint mir sinnlos.

Schwellenerfahrungen

Depression ist eine Grenzerfahrung, eine extreme Bewusstseins-erfahrung. Dagmar, Melanie, Annelies, alle depressiven Men-schen erleben immer wieder den Verlust der vertrauten Wirk-lichkeit des Alltags. Depression ist geradezu gekennzeichnet von Daseins-Ungewissheit. Obwohl noch da, zumindest für die Um-gebung körperlich noch anwesend, erleben sie sich gleichzeitig in einer dunklen Zwischenwelt, einem Loch, oder wie hinter einer Nebelwand, in einer undurchdringlichen Hülle eingeschlossen, vom Tod umgeben. Ich fühlte mich selbst immer wieder dieser Art Bewusstseinsveränderung ausgeliefert. Daher weiß ich, dass dies nicht einfach metaphorische Beschreibungen des depressi-ven Zustandes sind, sondern tatsächliches Erleben. Die Alltags-wirklichkeit ist genauso eine Metapher der Kraft, wie die depres-sive Versenkung.

Durch die Begegnung mit dem Schamanismus habe ich gelernt, absichtlich in die Versenkung zu gehen und sie zu durchbrechen. Neue Bewusstseinshorizonte öffneten sich. Aber auch neue He-rausforderungen. Zwei scheinen mir für das spirituelle Verständ-nis der Depression wichtig:

Einerseits musste ich die Trennung in eine persönliche Innen-welt und in die mich umgebende Außenwelt aufgeben. Anderer-seits lernte ich Bewusstseinsinstanzen kennen, welche die Scha-manen ihre *Verbündeten* nennen. Wir würden sagen: Geistwesen.

An Geister zu glauben und die Unterscheidung zwischen der In-nen- und der Außenwelt aufzugeben, war eine enorme Über-windung für einen Psychologen. Psychologie ist die Wissenschaft vom Inneren des Menschen, dort vermuten wir die Seele, die Er-innerungen, Gefühle, Gedanken, Überzeugungen, Wünsche; die

Träume spielen sich im Inneren ab. Dafür sollte ich die Existenz von Geistern hinnehmen, die dann ebenso real wären, wie eben Einbildungen, Fantasien, die auf mein Inneres beschränkt sind.

Der Not meiner Depressionen nachgebend habe ich mich den Herausforderungen der Schamanen gebeugt. Doch erst seit sich mir die vier Elemente, nach der letzten Depression, als Schwellenkräfte offenbart haben, kann ich wirklich dazu stehen.

Um zu verstehen, dass Innen- und Außenwelt ebenso wirklich sind, will ich nochmals auf die eingangs erwähnte Betrachtung des Baumes zurückkommen. Wenn er sich mir in seinem Feueraspekt zeigt, als ein Pol gebündelten Lichts, das in bestimmten Mustern pulsierend strahlt und fließend übergeht ins Leuchten der Umgebung, dann brauche ich nicht mehr zu unterscheiden zwischen einem Inneren der Baumkrone oder des Stammes und der Umgebung, alles ist sich überall durchdringendes Strahlen.

Ich kann ins Innere des Lichtes sehen, mich selbst als Leuchtwesen wahrnehmen, kann sehen, dass ich selbst im Inneren des Lichtes bin. Heute ist für mich die Unterscheidung zwischen innen und außen zur Unterscheidung zwischen der erdorientierten und der feuerorientierten Wahrnehmung der Kraft des Universums geworden. Es ist der Wechsel zwischen den *Metaphern der Schwellenkräfte,* der zwischen innen und außen unterscheidet. Außen ist das Dichte, Schwere, Räumliche der Erde; innen das Leuchtende, Offene, Durchdringende des Lichts. Für unser Bewusstsein, das durch unsere Körperlichkeit so sehr erdorientiert ist, stellt das Außen die objektive Wirklichkeit dar, die einzig glaubhafte. Aber selbst die objektiven Naturwissenschaften lassen ihre Objekte im Inneren des Lichtes erscheinen, sie durchleuchten diese, wenn sie deren Geheimnisse ergründen wollen. Dennoch gilt die Lichtwelt als die immaterielle, geistige oder spirituelle Wirklichkeit, die es sich gefallen lassen muss, immer wieder infrage gestellt zu werden.

Die Kritiker

Meine *Kritiker* nehme ich als Stimmen von inneren Autoritäten wahr. Sie verfolgen eine eigene Taktik. Sie lassen mich meine Vorhaben bis zu einem bestimmten Punkt ausführen, dann beginnen sie, Einwand um Einwand anzubringen, bis ich innehalte und an den Anfang zurückkehre. So wie sie mich nun gestoppt haben und ich das Geschriebene nochmals durchzulesen beginne. Aber ich komme nicht über den ersten Satz hinaus, schon höre ich hundert Einwände: »Was du da schreibst, versteht niemand, alles erfunden, solange du kein Foto von *Anaru* und keine Tonbandaufnahme von *Horus'* Worten bringst, glaubt dir keiner. Warum musst du dir von Fantasiewesen alles sagen lassen, kannst du nicht selber denken? Bist du nun auch jener Manie verfallen, wirklichkeitsheuchelnde Berichte über private Geisterwelten zu verfassen. Wenn dein allumfassendes Universum wirklich existiert, spielt es doch keine Rolle, ob du der Verfasser dieser Gedanken bist, oder deine Geister.« So tönt es unablässig in mir.

Ich habe herausgefunden, dass es sie entkräftet, wenn ich ihre Einwände niederschreibe, oder jemandem erzähle. Darum stehen sie hier. Ich muss den Kritikern im Grunde zustimmen, in einer Welt, wo alle Wesen miteinander verbunden sind, ist es unerheblich, wo der Ursprung des Wissens ist. Dennoch will ich von meinen *Verbündeten* schreiben.

Anaru ist meine treueste *Verbündete.* Ich habe sie in Träumen kennengelernt. Ich habe sie immer wieder mit der Frage bedrängt, ob sie einfach eine Projektion meines Unbewussten sei, wie ich es als Psychologe eigentlich glauben muss. Das Wunschbild einer besseren Mutter. Eine ihrer Antworten war, mein Unbewusstes sei auch das Universum, wie sie selbst. Später fragte ich sie, ob sie ohne meinen Wunsch, ihr zu begegnen, existiere.

»Du hast mich geträumt. Dieser Traum kann nicht mehr gelöscht werden.«

»Warst du schon, bevor ich dich träumte?«

»Zeit und Raum spielen für mich keine Rolle. Sie begrenzen meine Existenz nicht.«

Natürlich war ich noch immer nicht beruhigt. Einmal während eines Traumes traf ich *Anaru* in einem Kosmetikstudio. Sie forderte mich auf, ihr Gesicht in allen Details zu betrachten. Ihre Augen, ihre Nase, ihre Lippen. Sie erschien mir als hellhäutige Frau, mit blauen Augen, im Alter von etwa vierzig.

»Warum hast du Falten um die Augen?«, fragte ich sie. »Wenn es für dich keine Zeit gibt, hast du auch kein Alter.«

»Ich habe Falten, damit du mich siehst.« Diese Antwort verstand ich erst Monate später, als sie mir erklärte: »Die Kraft des Universums kann dir nur in mir und in deinen anderen *Verbündeten* begegnen. Du siehst mich so, wie dein Bewusstsein sehen gelernt hat.«

Mit dieser Erklärung ihrer Existenz habe ich mich einstweilen zufriedengegeben.

Horus ist mein zweiter *Verbündeter.* Er hat mir zunächst nicht erlaubt, in diesem Buch seinen Namen zu nennen. Er rechtfertigte seine Weigerung mit der Begründung, wir seien *Verbünde-*

te und Bestandteil unseres Bündnisses sei, dass ich ihn hier in der Alltagswirklichkeit vertrete, er vertrete mich drüben, solange ich hier sei. Im Rahmen unserer gemeinsamen Aufgaben handle er drüben für mich und ich hier für ihn. Daher brauche er hier keine Existenz und die Veröffentlichung eines Namens begründe eine Existenz.

»Willst du sagen, du und ich seien zwei verschiedene Erscheinungsformen derselben Existenz?«

»Aus deiner Perspektive stimmt dies wohl. Gleichzeitig bist du in deiner Wirklichkeit viel mehr, als ich dort sein könnte, und ich bin in meiner Wirklichkeit viel mehr, als du hier sein könntest, solange du hier bist.«

Krafttier-Tanz

Eine beeindruckende Lehre übers Bewusstsein hat *Horus* mir erteilt, durch die Art, wie er zu mir gekommen ist. An einem Freitagmorgen vor etwa drei Jahren tanzte ich vor der ersten Behandlung mein *Krafttier.*

Krafttiere sind jene *Verbündeten,* eben Begegnungen mit der Kraft des Universums, die Schamanen traditionsgemäß nach dem Durchstoßen des Tunnels in der *Unteren Welt* der *Nichtalltäglichen Wirklichkeit* antreffen, nun können wir auch sagen in der Lichtwelt. Für den Schamanen sind sie Manifestationen der Vitalkraft. In der Verbindung mit ihnen findet die Schamanin, der Schamane vor allem Kraft zum Heilen und Stärken. Der *Krafttier-Tanz* ist ein altes Ritual, sich mit der Kraft des *Verbündeten* zu vereinigen, indem man diese Kraft in den eigenen Körper hineinruft. Damals hatte ich vier solcher Kraftwesenheiten: die Kraft des Eisbären, des Wolfes, des Adlers und des Rehs.

Mit der Rassel in der Linken schlug ich rhythmische Geräusche und ging halb tanzend im Kreis um meine Kerze, die Augen wie immer geschlossen. So begann ich den Tiertanz jeden Morgen, so auch heute. Ich singe meinen monotonen Singsang, unverständliche Laute, die meiner Bitte Ausdruck verleihen, eines meiner *Krafttiere* möge in meinen Körper eintreten, ihn als vorübergehendes Geschenk annehmen und in meinem Körper tanzen.

Ich hatte den *Krafttier-Tanz* 1993 im ersten Basis-Seminar über Core-Schamanismus bei Paul Uccusic gelernt. Schon damals fühlte ich mich wohl, rhythmisch im Kreis herumzugehen und mich meinen Singsang hinzugeben. So beschloss ich, jeden Morgen vor Arbeitsbeginn in meinem Behandlungsraum mein *Krafttier* zu tanzen. Hinterher fühlte ich mich jeweils lebendiger, harmonischer, und ich atmete tiefer, Gefühle, die ich kannte, die aber nichts Außergewöhnliches an sich hatten, sicher nicht die Anwesenheit einer Geisterkraft signalisierten. Ich führte dies darauf zurück, dass ich mich nicht aus meinem gewohnten Bewegungsmuster ausklinken konnte. Das Zimmer ist klein, ich muss meine langen Beine zu ziemlich kurzen Schritten zwingen, meine Spannung im Kreuz verstärkt sich dadurch noch. Nicht gerade der Gang eines Wolfes.

So schlurfte ich monatelang im Takt meiner Rasselschläge um die Kerze und wünschte mir, irgend ein unbekanntes Gefühl zu spüren als Zeichen der Anwesenheit meines Wolfes. Seinen Gang imitieren mochte ich nicht, aber immer wieder ihn bitten, sich in mir bemerkbar zu machen, das tat ich mit Inbrunst. Natürlich beobachtete ich mich immer auch von außen und musste lachen über meine Naivität.

Es dauerte lange, bis ich meine mir vertrauten, mich charakterisierenden Bewegungsmuster lockern konnte. Aber als ich das erste Mal nach langem Herumgehen spürte, dass meine Bewegungen wie von einer anderen Kraft gesteuert wurden, wie eine plötzliche Bewegungswelle sich von meinem Becken her den Rücken hoch ausbreitete, meinen Hals aus dem Rumpf schnellen ließ, sich in Arme und Beine ausbreitete, erschrak ich so sehr, dass ich augenblicklich stehen blieb.

Das war sie nun gewesen, die wilde Kraft meines Wolfes, die ich Monate lang gebeten hatte, sich in mir zu manifestieren, und als sie nun durch mich zuckte, kräftig und geschmeidig wie sich wohl die Laufbewegung eines Wolfes anfühlte, versetzte sie meinem Bewusstsein einen elektrischen Schlag, und ich blieb auf der Stelle zitternd stehen.

Als ich mich gefasst hatte, stieg Freude in mir hoch. Der Wolf hatte sich gemeldet. Daran mochte ich nun nicht mehr zweifeln. Einmal mehr hatten mein Unglaube und meine Kritiker mich in die Falle gelockt. Zu überzeugt war ich gewesen, dass sich wohl nie diese tierische Vitalkraft in meinem Körper bemerkbar machen würde.

Es dauerte wieder mehrere Wochen, bis ich erneut so absichtslos und selbstvergessen um meine Kerze tanzen konnte, dass sich dieses andersartige Bewegungsgefühl wieder in mir manifestierte. Diesmal war ich gefasst. Wieder begann es mit dem Bewegungsstoß im Becken, der sich den ganzen Rücken hoch und in alle Extremitäten ausbreitete. Ich fühlte mich leicht und größer, angefüllt mit einer strömenden Kraft. Es gelang mir, einige Runden in diesem Gefühl zu tanzen und auch meine Umgebung wahrzunehmen. Ich fand mich noch immer in meinem Behandlungsraum. Aber meine Palme war zu einem gemächlich pulsierenden Kraftgewebe geworden, eine Aura von vielen langsam wechselnden Farben umgab sie. Freundliche Gefühle gingen von ihr aus und zogen mich an. Im ganzen Raum gewahrte ich ein feinwelliges Vibrieren, das durch mich hindurch zu ziehen schien, sich zu Strömungen formte wie ein sehr langsam fließender Fluss, obwohl ich keine Flussrichtung ausmachen konnte. Meine Bewegungen lösten Veränderungen der Strömung aus. Im Vorbeigehen hatte ich eine Zeit lang den Eindruck, diese vibrierenden Fäden strömten aus einem Bild von Emma Kunz, das neben meiner Türe hängt.

Nach einer Weile bedankte ich mich beim Wolfsgeist, ich nahm meinen Körper wieder als Ich in Besitz, schüttelte mich kräftig, klopfte mit den Händen meinen Körper von Kopf bis Fuß ab. Was zurückblieb, war mehr als die gewohnten Wohlgefühle. In meinen Muskeln spürte ich noch immer dieses energetisierende Vibrieren und eine Wärme, wie von einem inneren Feuer. Beim Laufen schienen meine Füße nur ganz weich den Boden zu berühren. Diese Kraft hielt für viele Stunden an. Der Behandlungsraum war wieder mein Behandlungsraum. Das Bild von Emma Kunz forderte mich wieder auf, ihm endlich einen passenderen Rahmen zu geben. Nur die Palme behielt ihre freundschaftliche Ausstrahlung.

Von da an kam der Wolf beinahe täglich. Gefühle einer tiefen Freundschaft wuchsen in mir, einer wortlosen Freundschaft, einer intimen Begegnung von Körper zu Körper. Ich begann mich täglich auf seine Kraft zu freuen. Bis heute hilft sie mir bei meiner therapeutischen Arbeit.

Natürlich haben meine Kritiker mich immer wieder gefragt, welcher Art diese Kraft sei. Ich habe mich schließlich mit ihnen geeinigt, dass für sie die Kraft daher rührt, dass ich mich jeden Morgen aus meiner gewohnten Körperpanzerung ausklinke und ich ein fließenderes, beweglicheres Spiel der Muskeln trainiere. Dies haben sie als Ursache meines Kraftzuwachses akzeptiert.

Für mich ist es die Kraft meines Wolfes. Später ist auf einer Reise ein Eisbär zu mir gekommen. Ich habe den Eisbären getanzt und erfahren, dass sich seine Kraft ganz anders anfühlt. Sie scheint an meinem Nacken zu entspringen, löst eine wiegende Kopfbewegung aus und versetzt den ganzen Körper in eine bedächtige, harmonische seitliche Pendelbewegung. Über die Füße, die sich ganz groß und wie auf dem Boden fest gesaugt anfühlen, verbindet sich dieses Pendeln mit dem Erdinneren. Der Tanz des Eisbären wird zum Tanz mit der Erdkraft, von ganz fern dringen unbekannte Gerüche an meine Nase, für die es in meinem Behandlungsraum keine Ursache gibt.

Wenn ich meinen Körper mit der Wolfs- oder Eisbärkraft verbinde, steigt meine Ausdauer bei körperlichen Anstrengungen erheblich. Warum ist diese Tiergeist-Kraft nicht jene gesuchte Kraft, die vor dem depressiven Kraftverlust schützt? Die *Krafttiere* verbinden mich mit der Vitalkraft, in mir ist mehr Kraft verfügbar. Depression ist aber eben nicht einfach Kraft-Mangel. Depression ist die abgebrochene Reise in andere Wirklichkeiten.

Weiterhin bedrängen mich die Kritiker mit der Frage, ob andere Menschen beim Wolfs-Krafttanz oder beim Eisbären-Tanz dieselben Erlebnisse hätten, dieselben Veränderungen der Raumwahrnehmung feststellen könnten. Meine Kritiker sind immer besorgt, dass ich nicht aus der Reihe tanze, mich an die Regeln der Alltagswirklichkeit halte. In den Seminaren beginnen wir meist den Morgen mit einem *Krafttier-Tanz*. Die Teilnehmer und Teilnehmerinnen gehen im Kreis umher zum Rhythmus einiger Trommler im

Zentrum und versuchen sich mit ihrem Krafttier zu vereinigen. Natürlich tanzen viele mit dem Kopf, mühen sich ab, einen Vierbeiner zu imitieren, das Kriechen einer Schlange oder den Vogelflug. Ich selbst habe erlebt, wie lange es dauert, aus meinem während Jahrzehnten automatisierten Bewegungsmuster auszubrechen. Dennoch stellen wir nach dem Tanz immer wieder fest, dass sich die Energie, die Kraft im Seminarraum verändert hat.

Der Wolf, der Eisbär und die anderen *Krafttiere* sind mir auf Reisen in die andere Wirklichkeit begegnet. Im monotonen *Krafttier-Tanz* verändert sich mein Bewusstseinszustand, und nach langem Training vermochte mein Bewusstsein auf andere Kräfte einzuschwingen. Diese nahm ich schließlich körperlich wahr: Es ist meine Entscheidung, sie als Anwesenheit meiner *Krafttiere* einzuordnen. Es macht aber nicht Sinn zu fragen, warum mir ein Wolf und ein Eisbär, ein Adler und ein Reh begegnet sind. Aus meiner Sicht sind sie Zeugen der Art, wie mir die Kraft des Universums begegnen kann.

Begegnungen mit Horus

An jenem Freitagmorgen packte er mich genau zwischen den Schultern an. Ich tanzte wieder, um eines meiner *Krafttiere* in mich hineinzurufen. Diesmal aber wurde ich gleichsam von hinten zwischen den Schulterblättern gepackt. Eine starke Kraft fuhr mir wie mit einem Stich in den Rücken, wie ein Hexenschuss im Schulter-Nacken-Bereich. Die Muskeln versteiften sich augenblicklich, ein elektrisches Strömen breitete sich den Rücken hinunter aus. Dazu das starke Gefühl, es sei noch jemand im Raum, und dieser jemand machte sich an meinem Rücken zu schaffen und trieb mich an weiterzutanzen.

Mit der Zeit übertrug sich die Besetzung durch die andere Kraft auf mein ganzes Wesen. Ich fühlte mich stark verändert, nicht mehr wie ich selbst. Trotz Abklopfen des Körpers, löste sich die Verspannung nicht, das Gefühl blieb. In den nachfolgenden Sitzungen verhielt ich mich ungewohnt direkt zu meinen Klienten, ich spürte ihre seelischen Konfliktpunkte überdeutlich, steuerte sie gezielt an und konfrontierte. Ich vermochte mich nicht zu besänftigen.

Es blieb mir schließlich nichts anderes, als die restlichen Sitzungen dieses Freitags abzusagen. Denn für mich ist seit je klar: Für die Wirkung dieser Kräfte in der Alltagswirklichkeit bin ich verantwortlich. Ich darf mich nicht beherrschen lassen. Diese Kraft beherrschte mich, also musste ich mich aus der Alltagswirklichkeit zurückziehen. Ich konnte die nötigen Anrufe ungehindert machen, obwohl meine Stimme am Telefon ungewohnt scharf klang.

Es war das erste Mal, dass ich Angst verspürte. Ich fühlte mich von einer fremden, ungerufenen Kraft körperlich attackiert und unkalkulierbar beherrscht. Meine Kritiker sahen mich schon auf dem Weg in die psychiatrische Klinik. Ich ging nach Hause an meinen gewohnten Platz zum Reisen, legte mich auf den Boden, schaltete das Tonbandgerät mit der Trommelmusik ein und wollte zu *Anaru* reisen und sie fragen, was da mit mir geschehen sei, wer mir da aufgehockt sei, wer mich besetzt halte?

Wie gewöhnlich begann meine Reise in die *Obere Welt* an einem Feuer, dessen Rauch meine Seele hochzog bis an jenen Platz in der *Oberen Welt,* wo *Anaru* immer auf mich wartete. Aber ich kam nicht zu ihr. Diesmal riss mich die Kraft an meinem Rücken fort, sobald ich mich hingelegt hatte. Wir flogen durch eine dunkle Gegend, ich vermochte nicht auszumachen, ob wir uns durch große Höhlengänge bewegten oder durch schwarze Wolkenschwaden einer ebenso schwarzen Nacht. Geräusche waren keine zu hören, aber ein kühler Wind blies mir entgegen.

Plötzlich hatte ich wieder festen Boden unter den Füßen. Ich fand mich im Inneren eines immensen Steingebäudes oder einer Höhle. Eine Steintreppe aus großen behauenen Steinblocks führte in die Tiefe. Ich war vielleicht drei Stufen hinuntergestiegen, als ich plötzlich *Horus* vor mir sitzen sah. Eigentlich hätte ich ihn schon oben auf dem Treppenabsatz sehen müssen. Doch es war, als wenn ich auf der letzten Stufe durch eine Lichtschranke getreten wäre, die den Impuls auslöste, dass aus den Bildern an den Wänden ein goldenes Licht leuchtete. Es erhellte einen hohen Saal mit Steinwänden, die über und über mit Bildern von *Horus* bedeckt waren, mythologische Szenen, aufgemalt auf den Steinwänden, die *Horus* als zentrale Figur zeigten, umgeben von den verschiedensten mythologischen Figuren. Ich kannte diese Bilder, und ich kannte *Horus,* so wie er nun vor mir saß von unserer Reise zu den Königsgräbern im Tal der Könige in Ägypten.

Horus begann sofort zu sprechen. Obwohl ich ihn erkannt hatte, stellte er sich nochmals mit seinem Namen vor. Dann erklärte er sein ungewöhnliches Auftreten. So wie ich die Geschichte kannte, hatte ich geglaubt, *Horus* sei immer schon ausschließlich eine mythologische Gestalt gewesen, ohne datierbare Geschichte in unserer Wirklichkeit.

»Die Menschen haben mir viel Bewusstsein verliehen.«

Er hatte sich von seinem reich verzierten Sessel erhoben und ging auf und ab.

»Dein Körper war bereit für mich. Du hast mich geträumt«, sagte *Horus.*

»Ich habe mein *Krafttier* getanzt, aber nicht darauf gewartet, dass du mich besetzen sollst«, entgegnete ich.

»Du hast mich geträumt.«

Tatsächlich hatte ich von ägyptischen Göttern in einer Pyramide geträumt, es war ein Alptraum. Dieser Traum lag aber Jahre zurück, viel länger als unsere Ägypten-Reise. Erst nach unserer Rückkehr las ich den ägyptischen Götterepos. Tatsächlich hatte mich das Wesen von *Horus,* seine dramatische Geschichte und seine Fähigkeiten beeindruckt. Vor allem die Kraft seines Doppelwesens ließ mich nicht los. Die Menschen sahen in ihm einen Irdischen und einen Gott zugleich.

Ich fragte *Horus.* »Dann habe ich dich durch meinen Tanz und diesen alten Traum gleichsam in mir produziert? Dann bist du ein Produkt meines Bewusstseins?«

»Du allein vermagst mich nicht hervorzubringen. Ich habe dir geholfen und die Geschichten, Bilder und Bücher, welche die Menschen über mich gemacht haben, sie haben dir geholfen.«

Horus hatte sich wieder hingesetzt. Das Bild erstarrte und verblasste, ohne dass ich mich dagegen wehren konnte. Für ganz kurze Zeit befand ich mich wieder in den schwarzen Gängen, dann spürte ich wieder den Zimmerboden unter mir. Das beklemmende Gefühl in Schultern und Nacken war wieder da. Ich wusste nun, woher es stammte. Aber meine Lage schien mir noch elender. Ich hatte keine Ahnung, wie ich meinen Körper so verschließen konnte, dass sich *Horus* nicht mehr eingeladen fühlte, mich zu manipulieren.

Ich beklagte mich bei *Horus,* bat ihn immer wieder eindringlich, er solle mich loslassen. Manchmal herrschte ich ihn an, weil ich wusste, dass ich mit einer klaren Demonstration meiner Absicht am meisten erreichte. Immerhin begegnete ich den anderen

Menschen nicht mehr in jener konfrontierenden Art. Nach dem Wochenende hielt ich wieder meine Psychotherapie-Stunden.

Meine Beziehung zu *Horus* ist kämpferisch geblieben. Ich habe es nie geschafft, ihn davon zu überzeugen, dass wir uns nur drüben in der *Nichtalltäglichen Wirklichkeit* begegnen sollten. Er meldete sich immer wieder unvermittelt in meinem Alltagsleben, immer packte er mich zwischen den Schulterblättern und begann sich sofort mitzuteilen. Wohl wegen seiner immensen Kraft nahm er sich dieses Recht heraus. Wenn ich ihn aber heftig abwies, verschwand er dennoch.

In unseren Gesprächen hat *Horus* seine Unbekümmertheit gegenüber meinem Bedürfnis, die *Nichtalltägliche Wirklichkeit* von der Alltagswirklichkeit zu trennen, immer wieder verteidigt. »In dir denkt das Universum mit. Ich bin eine Art, wie das Universum in dir denkt. Vor dem Universum kannst du dich nicht in deinem Inneren verschließen. Der Wind bläst durch dich, das Wasser fließt durch dich, das Feuer der Sonne brennt in dir, du bist Erde. Und ich bin ein Teil deines Wissens des Universums.« *Horus* erklärte mir, dass Bewusstsein ein anderer Name für die Kraft des Universums sei.

Später schlug er mir vor: »Stelle dich auf die Spitze eines Berges, stehe dort, bis du spürst, wie der Wind durch dich hindurchbläst. Dann wirst du merken, dass das Wissen des Universums in dir ist. Da ist kein privater Innenraum, in den du dich abkapseln kannst, wo du gleichsam Alleinherrscher bist. In dir herrschen die Gesetze des Universums. So wie die Luft jedes Atemzuges dich durchströmt, so durchströmt dich bei jedem Gedanken das Universum. In jedem Gedanken denkst du das Ganze des Universums mit. Das Universum denkt in dir.«

Ich bin auf viele Berge gestiegen, habe lange dem Wind ausgesetzt dagestanden, bis ich meinen Widerstand gegen ihn aufgeben, ihn durch mich hindurchlassen konnte.

Ich fragte *Horus,* wer ich denn sei, wenn das Universum in mir denkt. Er nannte mich einen Ort im Universum, einen Kraftpol: »Du bist dein Bewusstsein, Wahrnehmen, Denken, deine Geschichte, Beziehungen, Gefühle. Und all dies ist auch Universum.«

Ein andermal sagte er: »Dein Unbewusstes ist eine Größenfantasie deines Ichs. Die Anmaßung eines ins Unermessliche reichenden Innenraumes. Der Versuch, die Wildnis im Ich einzusperren und mit psychologischen Tricks zu beherrschen. Die Wildnis ist überall, draußen und in dir.«

Ich wollte von *Horus* wissen, was meine Einheit, mein Selbst ausmache: »Das ist deine Seele.«
Über die Seele will ich später reden.

Depressive Bewusstseins-Regression

Über die depressive Bewusstseinsabspaltung habe ich in Kapitel 7 geschrieben. Depressive Menschen sind »lebensmüde Menschen«. Tatsächlich liegt dem Versinken in die Depression derselbe Bewusstseinsprozess zugrunde, wie beim Einschlafen, aber auch beim Sterben, und dies macht Depression so bedrohlich.
Die Seele des Schlafenden holt neue Lebenskraft. Kraft, die sie in der Bewusstseinsfinsternis des Schlafes findet. Die Seele des Sterbenden löst sich in die Alleinheit des Universums auf. Und die Seele des depressiven Menschen?

Die Seele des depressiven Menschen ist nicht todesbereit, sie hat ihre Kraft nicht dem Leben geschenkt, sie hat das Leben nicht vollendet. Seine oder ihre Seele ist verletzt, verwundet, missbraucht, nicht verbraucht. Sie ist gleichsam beschädigt, sie hat »Teile« ihrer Essenz verloren.

Sie sucht in der Finsternis jene Kraft, die sie heilt!

Das Bewusstsein des depressiven Menschen kann nicht einfach schlafen. Depressive Menschen können überhaupt nicht schlafen, die Angst hält sie wach. Denn ihre Seele dehnt sich gleichsam aus, ist nicht mehr in ihrem Wesenkern zentriert. Depressive Menschen klammern sich krampfhaft an die wache Alltagswelt aus Angst, die Beziehung zum Leben vollends zu verlieren. Doch weil die Seele gleichsam nicht mehr bei ihnen ist, fehlt die Kraft, die Ausdehnung des Bewusstseins zu verhindern. Sie regredieren in einen Bewusstseinszustand, wie er wohl für unsere Vorfahren in archaischer Urzeit typisch war, wie wir ihn vielleicht als Kleinkinder noch streifen. Eine Art archaischer Dämmerzustand für ein Leben, das noch viel weniger egozentriert ist, sich hauptsächlich um die Befriedigung der elementaren Überlebensbedürfnisse drehte.

Als erwachsene Menschen erleben wir die diesen Bewusstseinszustand entsprechende Wirklichkeit als dunkle Versenkung, als Nebelwand, als Stillstehen der Zeit. Depression gleicht einem Bewusstseinserlebnis zwischen Schlafen und Tod.

Die Schamanen haben bewusstseinsverändernde Techniken entwickelt, um absichtlich in diesen Zustand »hinabzusteigen«. Sie suchen absichtlich die Nähe des Todes, weil dies auch die Nähe zur Quelle der Lebenskraft ist, zur Kraft der Wandlung und Erneuerung. Wir haben dieses Wissen verloren, daher erleben wir den depressiven Bewusstseinszustand nur als Leiden und Qual, dem wir so schnell wie möglich entfliehen und wieder in die Alltagswelt zurückkehren möchten.

Auch viele Schamanen werden das erste Mal durch eine Krankheit in diesen Urzustand des Bewusstseins zurückgeworfen. Weil sie aber noch in einer schamanischen Kultur leben, lernen sie verstehen, dass sie eine Initiationskrankheit durchgestanden haben, das Hervorbrechen eines in uns allen angelegten Wissens.

Depression ist die ungewollt auferlegte, daher verweigerte und von unserer Gesellschaft missverstandene Initiation. Die Veränderung des Bewusstseins ist zugleich der Schlüssel zum Tor anderer Wirklichkeiten. Leider helfen auch die Therapeuten den depressiven Menschen nicht, ihre Bewusstseinsveränderung zu erkennen und für die Suche nach Lebenskraft zu nutzen. Alle bemerken zwar, dass depressive Menschen keinen Bezug mehr zur Wirklichkeit der Allgemeinheit haben. Sie beklagen sich über ihre Aussonderung und die Angehörigen über die Teilnahmslosigkeit ihres depressiven Angehörigen. Beide Seiten realisieren nicht, dass sie in verschiedenen Wirklichkeiten leben.

Depressive können lernen, wie die Schamanen bewusst hinter die Finsternis zu reisen, gleichsam die Seele leiten und begleiten auf ihrer Suche nach neuer Lebenskraft.

Die Begegnung mit den *Verbündeten* ist eine Art, wie wir mit der Kraft des Universums bewussten Kontakt aufnehmen können. Dagmar, Annelies und Melanie brauchten *Verbündete*. Melanie drängte sogar darauf, eigene *Verbündete* zu finden. Für sie lag diese Vorstellung nahe, da sie ja schon öfter hinter die Finsternis gereist war. Annelies hatte im Steingeist bereits einen *Verbündeten* gefunden. Dagmar wählte den Weg der Träumerin.

10. Die schamanische Reise

Als Melanie mich bat, sie das schamanische Reisen zu lehren, war sie gerade nicht in einer tiefen Depression. Es war Frühling, eine Zeit, in der sie zwar immer besonderen Schwankungen ausgeliefert war. Dennoch schien es mir verantwortbar, einen Versuch zu wagen. Sein eigener Schamane sein, das war letztlich auch Michael Harners Ziel mit dem Core-Schamanismus.

Die Methode des Counseling, der schamanischen Beratung hatte ich bei Paul Uccusic gelernt. Die Klientin/der Klient liegt dabei auf dem Boden, über die Ohrhörer vernimmt er/sie den monotonen Trommelrhythmus, während er oder sie die Reiseerlebnisse laut heraus erzählt. Davon wird eine Tonbandaufnahme erstellt, die nach der Reise gemeinsam abgehört wird. Die erste Reise dauert 15 Minuten.

Melanie war die erste Klientin, der ich Harners Reisetechnik weitergab.

Die erste Reise in die *Nichtalltägliche Wirklichkeit* hat eine ganz spezielle Bedeutung: Sie *öffnet* den Weg in die andere Wirklichkeit. Auf dieser Reise knüpfen wir den ersten Kontakt mit den *Verbündeten,* den Kraftwesenheiten jener anderen Wirklichkeit. Darin unterscheidet sich der Schamanismus von vielen anderen spirituellen Praktiken: Wer nach drüben geht, sucht Kontakt zu einem Wesen, das sich drüben auskennt. Der Schamane sucht einen Begleiter, ein Wesen, das ihn zur Kraft führen, sie ihm vermitteln kann. Die *Krafttiere* sind Schwellenwesen auf der Seite der *Nichtalltäglichen Wirklichkeit,* wir sind Schwellenwesen auf der Seite der Alltagswirklichkeit. Der Schamane dringt nicht einfach in jene Welt ein, liefert sich ihren Kräften nicht aus, wie dies jene tun, die sich absichtslos, oder nur neugierig dem hingeben, ausliefern, was einfach kommt.

Melanie hatte Angst vor der ersten Reise. Sie befürchtete entweder im Tunnel stecken zu bleiben oder wenn sie wirklich drüben ankomme, den Rückweg nicht mehr zu finden. Dass sie von den Kräften drüben angenommen wurde, wusste sie schon. Darauf freute sie sich auch, einem Kraftwesen zu begegnen, das speziell für sie bestimmt war.

Aus eigener Erfahrung wusste ich, dass Angst der stärkste Fokus der Kraft ist. So war es sicher, dass sie im Tunnel stecken bleiben würde. Was wir befürchten, daraufhin lenken wir am meisten Kraft. Die Angst brennt mit der Kraft der *Seelenglut*.

Melanie hatte sich einen wunderschönen Startplatz ausgesucht, eine Waldlichtung inmitten hoher Bäume, im Zentrum ein kleiner Moortümpel. Offenbar ging sie oft zu diesem Platz, nun bekam er eine zusätzliche Bedeutung. Sie nahm sich vor, als Erdeingang ein Loch zwischen den großen Wurzeln einer Buche zu benützen.

Sie ließ sich lange Zeit mit der Beschreibung dieses Platzes. Endlich sagte sie, sie stehe vor dem Wurzelloch. Sie wiederholte ihre Absicht: in der *Nichtalltäglichen Wirklichkeit* ein *Krafttier* zu finden.

Ich stellte die Trommelmusik ein. Zunächst schwieg sie lange. Ich zweifelte schon, ob ich ihr nicht deutlich genug vermittelt habe, sie solle nach dem Einsetzen der Trommeln unverzüglich in die Erdöffnung eintauchen und all ihre Erfahrungen laut beschreiben.

Endlich begann sie zu sprechen: »Ich bin jetzt im Dunkeln, es ist kalt und feucht hier.«

Melanie sprach laut, wie um die Trommelmusik zu übertönen, die sie aus den Kopfhörern hörte. Ich hatte nicht gewusst, dass sie so laut reden konnte. Nach einer langen Pause sagte sie: »Es ist noch immer ganz dunkel, ich weiß nicht, ob ich laufe oder fliege.«

Wie abgemacht wiederholte sie mehrmals ihre Absicht, einen Lichtschein zu finden. Mehrmals schien kurz ein heller Schein aufzublitzen, aber verschwand immer wieder, bevor Melanie ihn erreicht hatte. Melanie wanderte durch den Tunnel, bis das sogenannte Rückholsignal der Trommel sie zur Rückkehr aufforderte. Sie beschrieb noch eine Reihe Details über den Tunnel.

Ich hatte erwartet, Melanie würde enttäuscht sein. Aber sie schien sogar erleichtert. Obwohl sie immer in der Finsternis war, fühlte sie sich dort sicher, und sie fand wieder zurück zu ihrem Startplatz und in den Behandlungsraum. Sie kannte nun den Tunnel, und dies schien ihr Sicherheit zu geben für die nächste Reise.

In der folgenden Sitzung begab sie sich wieder auf eine Reise. Sie startete von derselben Waldlichtung. Sie fand tatsächlich wieder den bekannten Tunnel vor. Aber wieder blitzte der richtungsweisende Lichtschein immer nur kurz auf, aber Melanie ging in die Richtung, aus der das Licht gekommen war. Schließlich erreichte Melanie das Ende des Tunnels und trat in die *Nichtalltägliche Wirklichkeit* aus. Sie erkannte diese nicht am hellen Licht, dort schien es Nacht zu sein, Melanie spürte, dass sie durch Moos und Gras lief, und sie nahm die Umrisse von Bäumen wahr. Auch roch sie frische Luft, spürte einen zarten Wind. Ich hörte ihr gespannt zu: »Ich muss wohl noch weitergehen, bis es hell wird. Da sind alles Bäume, und ich muss in einem großen Wald sein. Vielleicht ist hier mein *Krafttier*.«

Melanie rief mehrmals nach ihrem *Krafttier*, ihre Stimme tönte zögernd.

»Da ist ein Gorilla. Das kann doch nicht mein *Krafttier* sein. Bist du mein *Krafttier*?« Sie beschrieb, dass der Gorilla ihr einen Tanz vorführte, so eindeutig, dass sie ihre Zweifel aufgab. Als sie noch seinem Tanz zusah, bemerkte sie einen bunten Kolibri auf einem nahen Baum. Auch er gab sich eindeutig als ihr *Krafttier* zu erkennen. Er sang ihr die schönsten Melodien vor. Dass sich auch noch ein Bär zeigte und ihr freundlich um die Beine strich und ein Adler vor ihr am Boden landete, war für Melanie beinahe zu viel. Als das Rückholsignal ertönte, kehrte sie um, ohne sich von ihren neuen Freunden zu verabschieden. Sie versprach ihnen auch nicht wiederzukommen.

Als sie wieder im Raum war, gratulierte ich ihr. Sie schüttelte den Kopf: »Habe ich mir dies alles nicht nur eingebildet?«

Ich habe diese Frage erwartet: »Melanie, es gibt hunderttausend Möglichkeiten, was dir auf dieser Reise begegnen konnte. Dass dir gerade diese vier *Krafttiere* an jenem Ort begegnet sind, hat nichts mit einer bewusst produzierten Einbildung zu tun. Hättest du dir wohl eingebildet, mitten im Urwald auf einen Adler zu stoßen?«

Sie verneinte: »Ich hätte erwartet, irgendwo hoch oben in den Bergen eine Gemse anzutreffen. Der Gorilla passt wohl am ehesten in diese Gegend. Aber auch einen Bären hätte ich mir nicht erträumt.«

Ich fügte hinzu: »Auch wenn es für dich sehr ungewohnt ist, sind diese vier *Krafttiere* Ausdruck deiner Art, wie du den Kräften der *Nichtalltäglichen Wirklichkeit* begegnen kannst. Du und die Kraft der Wildnis haben diese Wesen entstehen lassen. Nimm sie an.«

Auch ich war erstaunt, dass Melanie vier *Krafttiere* gefunden hatte. Später lernte ich, dass sich darin ihre Aufsplitterung spiegelte. Gleichsam jeder ihrer Ich-Anteile hatte ein *Krafttier* gefunden. Der Kolibri war das *Krafttier* jenes Ich-Anteiles, mit dem sie sehr eng an ihren jüngsten Sohn gebunden war.

Ich musste Melanie drängen, dass sie sich bereit fand, ihre vier *Krafttiere,* eines nach dem anderen zu tanzen. *Krafttier-Tanz*, dem spirituellen Wesen seinen Körper zum Tanzen anzubieten, war für mich eine unabdingbare Würdigung des Geschenkes der Kräfte des Universums.

Melanie hatte die Finsternis durchdrungen, sie hatte das andere Ende des Tunnels erreicht. Sie hatte jene Kräfte kennengelernt, die uns mit der *Keimkraft des Lebens* verbinden, indem sie uns in die Tiefen ihrer Wirklichkeit mitnehmen und in uns selbst die Sinne für diese Kräfte wieder wecken. Das ist der tiefere Sinn des *Krafttier-Tanzes*: in seinem materiellen Körper den Tanz der *Keimkraft des Lebens* erleben. Melanie und ich verloren aber keine großen Worte darüber. Sie war tief berührt und auch etwas verwirrt, als wir gemeinsam die Tonbandaufzeichnung ihrer Reise abhörten. Mehrmals wischte sie sich verschämt eine Träne aus den Augen. Melanies Weg, ihre Initiation zu vollenden, hatte erst begonnen. Wir hatten noch ein langes Stück Weg vor uns.

Anleitung zur schamanischen Reise

Grundlage und Kern aller schamanischen Erfahrungen ist die schamanische Reise in die *Nichtalltägliche Wirklichkeit*. Hier nochmals Harners Reise-Technik, wie ich sie heute meinen Klientinnen, Klienten vermittle. Harners Originalanleitungen in seinem Buch »Der Weg des Schamanen« sind noch immer wegweisend.

Nach der zweiten Reise fasste ich Melanie die Anweisungen nochmals zusammen, damit sie auch selbstständig zu ihren *Verbündeten* reisen konnte. Die Rückgewinnung ihrer Selbstständigkeit bei der Suche nach Lebenskraft und im Umgang mit ihren *Verbündeten* ist ein wichtiges Ziel. Ihre *Verbündeten* sollten fortan ihre Lehrer im Umgang mit der Kraft sein.

»Melanie, du brauchst einen stillen, möglichst abgedunkelten Raum, zünde dort eine Kerze an. Du hast bemerkt, ich lasse immer auch etwas Räucherwerk verbrennen. Mit Kerze und Rauch schaffe ich eine Atmosphäre, die sich klar von der Alltagsstimmung unterscheidet.«

Melanie wandte ein: »Du hast es einfach hier in der Praxis. Ich habe zu Hause keinen Raum für mich allein, nur das Bett.«

»Wenn es keinen anderen Platz gibt, lege dich vor dein Bett, aber nicht ins Bett. Dieses ist zum Schlafen bestimmt. Und einschlafen sollst du nicht, während des Reisens. Das ist das Kennzeichen der schamanischen Reise, dass du dich zwar in einen traumähnlichen Bewusstseinszustand absinken lässt, dabei aber so wach und bewusst bleibst, dass du das Ziel deiner Reise nie aus den Augen verlierst. Du brauchst eine Trommelmusik, mit einem monotonen Rhythmus von vier bis sechs Schlägen pro Sekunde und ein spezielles Trommelsignal, das dich hierher zurückruft. Ich kann dir die Compact-Disc-Aufnahme von Harner mitgeben. Harner gibt vier mal sieben Trommelschläge als Rückholsignal. Du kannst aber auch selbst ein Tonband herstellen, indem du eine Viertelstunde zwei Hölzer gegeneinander oder gegen eine hölzerne Unterlage schlägst und dies auf Tonband aufzeichnest. Du könntest auch jemanden bitten, für dich zu trommeln.«

»Kann ich nicht auch andere Musik zum Reisen verwenden?«

Dies ist eine häufige Frage, ich erklärte ihr, das Ziel der Musik sei die Bewusstseinsveränderung, und diese könne mit jeder monotonen Musik erreicht werden, sogar mit Technomusik. Aus naturwissenschaftlicher Sicht soll die Hirnaktivität aus dem Beta- in den Alpha- und Theta-Wellenzustand überwechseln.

»Wichtig ist, dass du diese Musik künftig ausschließlich zum Reisen verwendest. Sie soll ein weiterer Anker deiner Reise hinter die Finsternis sein. Außerdem sollte nach etwa fünfzehn Minuten, so lange dauert deine Reise – ein klares Rückholsignal vorkommen.«

Es war mir wichtig, nochmals darauf hinzuweisen. Meines Wissens nimmt einzig Harners Reisetechnik die Verantwortung für die Rückkehr und Wiederverankerung in der Alltagswirklichkeit wahr. Ein Schamane, der nicht zurückkehrt, ist ein Verrückter. Aus dieser Sicht war ich so lange verrückt, wie ich in der depressiven Versenkung verharrte.

Die bewusste Rückkehr ist ein Kennzeichen des Schamanismus. Der Schamane ist ein Brückenbauer, er kehrt mit der Kraft und dem Wissen immer wieder in seine gewohnte Alltagswirklichkeit zurück.

»Lege dich im abgedunkelten Raum auf den Boden, oder decke deine Augen ab. Begebe dich in deinem inneren Erleben auf deinen Startplatz. Nimm mit allen deinen Sinnen mit deinem Startplatz und den Wesenheiten dieses Ortes Kontakt auf. Wenn du bereit bist, die Reise anzutreten, stelle dich vor die Erdöffnung, und mache dir nochmals den Zweck, die Absicht deiner Reise klar.«

Für die erste Reise ist die Absicht vorgegeben. Melanie hatte sie für sich so formuliert: »Ich will im Tunnel einen Lichtschein finden, der mich in die *Nichtalltägliche Wirklichkeit* führt. Dort will ich mein Krafttier finden.«

Melanie hatte den Startplatz bereits für ihre erste Reise gesucht. Dabei ist sie so vorgegangen: Während sie ruhig dasaß, wies ich sie an, ihre Erinnerung an einen Platz in der Natur schweifen zu lassen, den sie kannte und mit dem sie gute Gefühle verband. Melanie ließ sich diesen Platz nochmals mit allen inneren Sinnen erfahren, ließ ihren Blick umherschweifen, die Geräusche und Töne dieses Ortes hören, den Duft riechen, den Boden unter sich spüren. Während sie auf ihrem Startplatz umherging, suchte sie eine Erdöffnung, ein Loch, eine Spalte zwischen den Steinen, eine Wurzelhöhle, ein Wasser oder gar eine Höhle. Die Erdöffnung ist der Einstiegsort für ihre erste Reise in die *Untere Welt*.

Dieser Platz wird auch Startplatz aller ihrer künftigen Reisen sein, aber auch der Platz der Rückkehr von der Reise. Er ist ein Ankerplatz, eine Art Schwelle, für den Abschied und die Ankunft in der Alltagswirklichkeit. Als Melanie später auf einer Wanderung zu diesem Platz kam, spürte sie dort eine ganz spezielle Ausstrahlung. Für sie war dieser Platz zu einem persönlichen Kraftort geworden. Ich insistierte nochmals auf die Reiseabsicht: »Melanie, was deine Reise von einer Fantasie- oder Traumreise unterscheidet, ist deine Absicht. Bei deiner ersten Reise vorhin, bist du in die Erdöffnung hineingegangen mit dem festen Vorsatz, im dunklen Tunnel den Lichtschein eines neuen Ausgangs zu finden. Bisher hat dich gleichsam die Finsternis überfallen, du warst ihr ausgeliefert. Vorhin bist du mit dem Wissen in die Finsternis eingetaucht, dass das Loch sich zu einem Durchgang in die *Nichtalltägliche Wirklichkeit* öffnet.«

Wir sprachen darüber, dass Absicht nur der bewusste Aspekt der *Seelenglut* ist. Melanie sagte: »Ich war aufgeregt, hatte Herzklopfen, Angst, im Tunnel stecken zu bleiben, oder den Rückweg nicht mehr zu finden. Aber da war auch eine Entschlossenheit, eine Kraft in mir, die diese Reise versuchen wollte. Jetzt bin ich froh, es gewagt zu haben.«

Ich gratulierte ihr nochmals zu ihrem Mut und ihrer Entschlossenheit, mit der sie vorgegangen war. Einen Augenblick hatte ich vergessen, dass wir mitten in der Rekapitulation der Reise-Technik waren.

Es gibt viele Arten, wie wir unsere *Seelenglut* spüren können, aber sie ist der unabdingbare Kraftpol, der erst das Kraftfeld zur Wahrnehmung der *Nichtalltäglichen Wirklichkeit* entstehen lässt.

Melanies *Seelenglut* war auch die Voraussetzung, dass ihr in der *Nichtalltäglichen Wirklichkeit Krafttiere* begegnen konnten. Melanie hatte sich die Begegnung mit einem *Verbündeten* wirklich von Herzen gewünscht, und sie hatte diesen Wunsch auch durch kräftiges Rufen nach dem *Krafttier* manifestiert.

»Wenn du auf deinem Kraftplatz vor der Erdöffnung stehst, ganz auf deine Absicht konzentriert, und die Trommeln setzen ein, dann tauchst du in die Erdöffnung. Im Tunnel hältst du nach dem hellen Schein Ausschau, der dir das Tunnelende anzeigt, und strebst unverzüglich dem Tunnelende entgegen.«

»Das Licht verschwand immer wieder. Ich hatte richtig Panik, auf ewig in diesem Tunnel verloren zu sein. Aber irgendwie ging ich doch immer in die Richtung, wo ich die Helligkeit gesehen hatte. Es war unendlich dunkel, nichts als schwarz. Ich weiß nicht mehr, ob ich gelaufen oder geflogen bin. Aber dann, war es da plötzlich heller, so wie in einem Wald.«

Melanie verlor sich nicht in Staunen, wie es mir auf meiner ersten Reise passiert war. Kaum hatte sie die Bäume um sich bemerkt, rief sie nach ihrem *Krafttier*. Und als sich im Zentrum der Lichtung jenes andersweltlichen Urwaldes ein Gorilla zeigte, fragte sie ihn nach einigem Zögern, ob er wirklich ihr *Krafttier* sei. Harners Reiseanleitung will, dass sich das angesprochene Tierwesen in vier Aspekten zeigt, oder in eindeutiger Weise als *Krafttier* manifestiert, z. B. indem es in unserer Sprache antwortet oder uns liebkost und seine Jungen zeigt, uns auf seinem Rücken in seine Welt mitnimmt oder uns gar ein Geschenk überreicht. Nicht selten erfahren Neuankommende vom *Krafttier* eine Heilbehandlung.

Mit der Begegnung mit den *Krafttieren* hat sich die Absicht der ersten Reise erfüllt. Melanie blieb noch Zeit, so bat sie wie abgemacht ihre *Krafttiere,* ihr mehr ihrer Wirklichkeit zu zeigen.

»Melanie, du hast das Rückholsignal sofort erkannt und bist zurückgekehrt.«

»So ist es. Obwohl ich mir nicht vorstellen konnte, dass ich die viermal sieben Trommelschläge hören würde, wenn ich mit meinem Bewusstsein weit weg von meinen Ohren bin. Aber ich habe sie gehört. Ich bin froh, dass es geklappt hat.«

Die viermal sieben Trommelschläge sind das vereinbarte Rückholsignal, das dem Reisenden anzeigt, dass er den Rückweg antreten soll. Dieses Signal ertönt wahlweise nach einer Viertel- oder nach einer halben Stunde. Es ist der Ruf, der aus der Alltagswirklichkeit herübertönt und Melanie daran erinnert hat, dass sie ein Wesen dieser Wirklichkeit ist und hier wieder erwartet ist. Gleichzeitig gibt das Rückholsignal den Reisenden die Sicherheit, dass sie dort draußen nicht sich selbst überlassen ist. Der Rückruf beruhigt ihre Angst, sich zu verlieren. Sie können sich immer wieder und immer vertrauensvoller in die *Nichtalltägliche Wirklichkeit* vordringen, die viermal sieben Trommelschläge rufen sie zurück.

Wenn das Signal ertönt, bedankt sich die Reisende beim *Krafttier* und kehrt auf demselben Weg, den sie gekommen ist, durch den Tunnel auf den Startplatz und von dort in den Raum zurück, wo ihr Körper liegt. Nun erfolgt die Wiederverankerung im Körper und im Alltags-Bewusstsein. Melanie stand auf und ging herum, fasste sich selbst am Körper an und begann mir dann von der Reise zu erzählen. Sie hätte auch ein Bild malen, oder sich Notizen machen können.

Bei gewollten Heilreisen ist das Überbringen der Kraft an die Klientin oder den Klienten die Verankerung in der Alltagswirklichkeit.

Melanie hatte nun gar drei *Verbündete* in der *Nichtalltäglichen Wirklichkeit*. Auf ihren nächsten Reisen brauchte sie nun nicht mehr nach *Krafttieren* zu suchen, sondern sie reist zur Urwald-lichtung und ruft ihren Gorilla, den Bären und den Kolibri. Viel-leicht werden nicht jedes Mal alle drei da sein. Mit der Zeit wird sie deren Namen als *Verbündete* kennenlernen und deren spe-zielle Fähigkeiten. Immer aber sucht sie bei ihren *Verbündeten* Antwort auf ihr derzeit größtes Anliegen. Dieses kann eine Frage oder ein Leiden, eine Bitte um Hilfestellung sein. In diesem An-liegen soll sich die ganze *Seelenglut* kristallisieren.

Ihr größtes Anliegen waren derzeit ihre Depressionen. Wir wer-den später sehen, welche Hilfe Melanie von ihren *Verbündeten* erhalten hat.

Melanie hatte während ihrer ersten Reise ihre Erlebnisse laut erzählt, und ihre Erzählung wurde auf Tonband aufgezeichnet. Das ist ein spezielles von Harner entwickeltes Verfahren, genannt *Shamanic Counseling.* Als Verankerung der Reiseerlebnisse hör-ten wir gemeinsam das Band nochmals ab.

Melanie kehrte glücklich und auch verwirrt von ihrer ersten schamanischen Reise zurück. Sie hatte den Weg in die *Nichtall-tägliche Wirklichkeit* gefunden, mit Hilfe ihrer *Seelenglut.* Und sie war nun nicht mehr allein. Sie hatte *Verbündete,* dies berührte sie sehr. Heute sind sie Melanies unverzichtbare, ständige Helfer.

Mit der hier wiedergegebenen Anleitung und einer geeigneten Klangquelle ist es möglich, selbst eine schamanische Reise zu unternehmen. Alle sind eingeladen, selbst auf eine schamanische Reise zu gehen und wieder zurückzukehren. Es ist ein berühren-des, ja oft überwältigendes Erlebnis und die beste Einführung in den Schamanismus. Bei vielen Menschen habe ich erlebt, dass sie von ihren *Verbündeten* längst erwartet und entsprechend liebe-voll begrüßt wurden.

Eigentlich ist die erste schamanische Reise, die Initiation, die Einweihung, in die Fähigkeiten, andere Welten aufzusuchen und mit deren Wesenheiten in Verbindung zu treten. Das Tor zur unsichtbaren Welt, viele sagen zur geistigen oder spirituellen Welt, wird geöffnet. Fortan steht der Weg offen, und der Gereiste kann zum Brückenbauer zwischen den Welten werden, hat Zugang zu verborgenem Wissen und geheimnisvollen Heilkräften. Aber dies sind große Worte, die heute vielen leicht über die Lippen kommen. Ich bin da vorsichtiger.

Die Initiation wurde bei den Schamanen immer gefeiert. Es war der große Augenblick der Ermächtigung zum Kontakt mit der Geisterwelt und zum Ausüben der schamanischen Praktiken in der Gemeinschaft.

Reise in die Obere Welt

Die Technik der Reise in die *Obere Welt* ist sehr ähnlich jener in die *Untere Welt*. Die Ausrüstung ist wieder dieselbe: eine Trommlerin, ein Trommler oder eine Kassette bzw. eine CD mit der monotonen Trommelmusik und Rückholsignal sowie ein entsprechendes Abspielgerät mit Kopfhörer.

Michael Harner schlägt vor, dass der Startplatz in der Natur eine erhöhte Absprungstelle aufweisen soll, z. B. einen Felsvorsprung, der Wipfel eines Baumes, aber auch einen Turm. Man kann sich aber auch vom Rauch eines Feuers hochziehen lassen, von einem Wasserfall oder den Aufwinden aus der Tiefe einer Schlucht.

Die erste Reise in die *Obere Welt* ist wieder der Suche nach dem Lehrer, der Ratgeberin, der Weisen, dem Begleiter gewidmet. Alle folgenden Reisen führen wieder zum nunmehr bekannten *Verbündeten*. Ziel der Reise: Antwort des Lehrers, der Ratgeberin auf meine im Moment wichtige Frage. Bei der *Verbündeten* in der *Oberen Welt* wird vor allem Rat, Weisheit, Unterweisung, Wissen gesucht, bei den *Krafttieren* in der *Unteren Welt* sucht man Heilkraft.

Es ist wichtig, die Absicht aus der eigenen Betroffenheit, Ratlosigkeit heraus direkt zu formulieren, d.h. einen einfachen Satz zu formen, ohne wenn und aber, vielleicht, eigentlich … Es geht wieder darum, seine ganze *Seelenglut* in dieses Anliegen hineinzugeben.

Beseelt von diesem Anliegen stellt man sich an die Absprungstelle. Beim Einsetzen der Trommeln springt man in den freien Raum, der hochziehenden Kraft entgegen, steigt hoch bis zum besagten Hindernis, z. B. in Form einer Membran oder einer dichten Wolkenschicht, durchstößt sie und erreicht die *Obere Welt*. Dort ruft man unverzüglich nach der Lehrerin, dem Lehrer. Zeigt sich ein menschenähnliches Wesen, fragt man: »Bist du meine Lehrerin, mein Lehrer?« Bejaht diese Wesenheit, kann eine Begrüßung folgen, eine einfache Verbeugung, ein Händedruck, bis zur herzlichen Umarmung zweier alter Freude oder Freundinnen, hin und wieder verbunden mit einer Einladung oder einer Heilbehandlung.

Ertönt das Rückholsignal, kehrt man nach der Verabschiedung mit Ankündigung einer Wiederkehr auf demselben Weg, den man gekommen ist, wieder auf den Startplatz zurück und von dort in die Alltagswirklichkeit.

Bei allen folgenden Reisen in die *Obere Welt* legt man dem Lehrer, der Beraterin die Frage mit der intensivsten *Seelenglut* vor. Alles, was danach geschieht, ist Teil der Beantwortung durch die oder den *Verbündeten*. Also geht es darum, sich alles möglichst zu merken, bei Unklarheiten Zusatzfragen zu stellen. Es ist ein spannendes Abenteuer zu lernen, wie die *Verbündeten* meine Fragen beantworten. Eventuell läuft alles ganz anders, als ich es in der Alltagswirklichkeit gewöhnt bin: Da kann ein Film vor meinen Augen ablaufen, oder ich werde in weitere Regionen der *Nichtalltäglichen Wirklichkeit* geführt. Der Lehrer kann mir die Frage natürlich auch verbal beantworten.

Auch meine Wahrnehmung in der *Nichtalltäglichen Wirklichkeit* kann sich sehr von jener in der Alltagswirklichkeit unterscheiden. Wieder ist es so, dass mein Erlebnis ein Tanz meiner Kraft und der Kraft des Universums ist – vertreten durch meinen *Verbündeten*.

Manche Menschen finden die *Nichtalltägliche Wirklichkeit* in 9 oder 16 oder 27 Universen gegliedert. Dort treffen sie Wesenheiten von besonderer Art. Sie begegnen der Unendlichkeit des Universums.

11. Metaphern der Seele

Schamanische Seelenrückholung

Eine der wenigen Geschichten, die ich als Kind zu hören bekam, endete damit, dass die Seelen der Kinder als Sterne am Nachthimmel leuchten.

Seele ist die zweite Metapher der Kraft, die wir verstehen müssen, um einen Weg durch die Depressionen zu neuer Kraft zu bahnen. Sie scheint jene Kraft zu sein, die mich zum Ich oder Selbst formt. Und weiter scheint es, dass diese Kraft während der Depression fehlt, oder ihr Fehlen mein Ich so schwach werden lässt, dass ich mir als ein Nichts vorkomme.

Es ist wohl noch schwieriger über die Seele zu sprechen als über Bewusstsein und Wirklichkeit, wenn man nicht einfach sagen will, die Menschen glaubten schon seit vielen zehntausend Jahren an eine Seele, als einer Kraft, die beim Tod offensichtlich den Körper verlasse und daher irgendwann am Anfang des Lebens in den Körper kommen müsse.

Ich will hier nicht dem geistesgeschichtlichen Pfad des Wandels der Seelenvorstellungen von den ägyptischen Schriften über die Seele zu den griechischen und mittelalterlichen bis hin zum wohl folgenschwersten Wandel der Seelenvorstellung bei Descartes folgen. In der alltäglichen Psychotherapiepraxis fällt auf, dass die meisten Menschen überhaupt an eine Seele glauben und sich vorstellen, sie sei etwas im Inneren ihres Körpers.

Seit ich die von Sandra Ingerman wiederentdeckte Methode der schamanischen Seelenrückholung anwende, kommen immer mehr Menschen, die davon gehört haben und ihr Leiden als Folge eines Verlustes von Seelenteilen erkennen und von mir wünschen, dass ich ihnen die verlorenen Seelenteile zurückbringe. Seit Sandra Ingermans Buch in deutscher Sprache vorliegt, ist das Interesse sprunghaft gestiegen, da sich viele Menschen, ihre Leiden und Nöte, in den dort beschriebenen geradezu archetypischen Fallgeschichten wiedererkennen.

Sie sind tief berührt durch Sandras einfühlende und verständnisvollen Worte. Sie fühlen sich erleichtert, ja geradezu beschenkt, weil hier oftmals verkannte oder von herkömmlichen Therapeuten gar negierte Leiden ernst genommen, die Ursache beschrieben und Wege aufgezeigt werden, sie zu heilen. Viele chronische Beschwerden, Schmerzzustände, Ängste, Depressionen, sind erklärbar als Folge von Seelenverlust.

Wenn wesentliche Teile unserer Lebensessenz nicht da sind, fehlt es uns an Vitalkraft, an Abwehrkräften, wir sind krankheitsanfällig, unsere Organe sind schwach, versagen ihre Funktion, werden krank, wir sind ohne Initiative, ohne Lebensmut, ewig müde, freudlos, ziehen uns zurück, vereinsamen.

Die Methode Sandra Ingermans hilft vielen, diese Symptome und Leiden als mögliche Folgen von Seelenverlust zu erkennen und zu behandeln. Sie stützt sich dabei auf die Erfahrungen der alten Schamanen und verbindet dies mit ihrem Wissen als Psychologin. Offenbar wirkt in der Seele eine Art Schutzreflex, Teile ihrer Kraft vor traumatischen Einwirkungen abzuspalten: eine Art Überlebenstrieb der Seele.

Dem Seelenverlust liegt immer ein Trauma zugrunde. Häufige Ursachen sind Missbrauchserlebnisse, Gewalt, jede Art Schock, aber auch Rückweisung, Trennung, Verlust durch Tod, Migration, Krieg, schwere Krankheit, Narkose. Die Erfahrungen von Sandra Ingerman weisen darauf hin, dass sich die Seelenkraft von der Traumatisierung verabschiedet hat und darum unversehrt bleibt. Dies macht Seelenrückholung so wirksam. Nicht das alte Trauma wird wiederbelebt, sondern jene Seelenkraft wird dem leidenden Menschen zurückgebracht, die sich vor dem Trauma abgesetzt hat.

Offenbar haben wir Menschen die Freiheit, von unserer Lebensessenz anderen zu geben. Viele Liebeslieder besingen, dass wir einem geliebten Menschen unser Herz, unsere Seele schenken können. Scheinbar beginnt das Leiden an der fehlenden Seelenkraft aber erst nach der Trennung von der oder dem Beschenkten. Vielleicht können wir unsere Seelen so miteinander verbinden, dass diese Verbindung uns gar zusätzlich stärkt, solange wir auch im alltäglichen Leben verbunden bleiben. Diese gegenseitig stärkende Seelenverbindung ist sicher auch Grundlage der Mutter-Kind- oder gar Eltern-Kind-Beziehung.

Bei der Lösung dieser Seelenverbindung kann es offenbar geschehen, dass ein Partner Seelenkraft des anderen zurückbehält oder diese bei ihm zurückbleibt und ihn belastet, der andere aber unvollständig ist.

Ich habe nicht gezählt, wie vielen Frauen und Männern jeden Alters, jeder Herkunft ich Seelenkraft zurückbringen durfte, aber es waren viele. Jedes Mal bin ich von Neuem beeindruckt vom Augenblick der Rückkehr der Lebensessenz in diese Menschen und ihre Begrüßung der verlorenen Seelenteile. Es ist wie die lang ersehnte Heimkehr eines geliebten Freundes. Die Menschen sind gerührt, manchmal überwältigt, Tränen der Trauer und der Freude lösen sich. Andere spüren die feine, unsichtbare Seelenkraft zunächst nicht, sie brauchen zwei, drei Wochen, bis sie Veränderungen ihrer Stimmung, ihres Leidens oder gar ihrer Gewohnheiten bemerken. Jedoch füllt immer eine innige, dichte Kraft den ganzen Behandlungsraum.

Ich will das Ritual der Seelenrückholung hier kurz zusammenfassen, um das Folgende verständlicher zu machen. Es ist eine Zusammenfassung meiner Art, das Ritual durchzuführen. Sie weist einige Abweichungen von Sandras Anweisungen auf, weil ich meine Erfahrungen mit einbringe.

Seelenrückholung für Roger

Nennen wir den Klienten Roger. Wie die meisten hatte er schon bei seinem ersten Anruf gesagt, er brauche eine Seelenrückholung. Diesen Wunsch wiederholte er nun. Roger hatte die Ursachen seines Leidens anhand von Sandra Ingermans Buch selbst diagnostiziert. Ich sagte ihm, dies sei, als wenn er nach dem Lesen des Gesundheitsbuches zum Arzt gehe und von diesem eine Blinddarmoperation gegen seine Bauchschmerzen verlange. Roger lachte verstehend. Ich schlug ihm vor, sein Leiden in eigenen Worten zu schildern. Diese Worte würde ich zu meinen *Verbündeten* tragen. Aus deren Raum und Zeit unabhängigen Standpunkt werden sie das für Rogers Anliegen geeignete Heilritual vorschlagen.

Roger beschrieb, dass er sich an der Arbeitsstelle gegenüber seinen Vorgesetzten, aber auch seinen Mitarbeitern unterlegen fühle, ein Gefühl, das er oft auch seiner Frau gegenüber fühle, was Streitigkeiten nach sich ziehe, und sein Unterlegenheitsgefühl noch verstärke. Dann würde er am liebsten flüchten. Roger leidet häufig unter Migräne, allgemeiner Anspannung, Magenübersäuerung. Öfter mal suche ihn ein Hexenschuss heim. Obwohl er sich Befreiung von seinen Leiden wünscht, hat er Angst vor einem Zuwachs an Lebenskraft, weil er damit die seit Langem herausgeschobene berufliche Veränderung angehen müsste.

Schließlich erklärte ich das Seelenrückholungs-Ritual, d.h., was er dabei zu tun hat und was ich tun werde. Immer erinnere ich die Klienten an ihre Freiheit, das Ritual zu unterbrechen, sollten unangenehme Gefühle auftauchen.

Roger legte sich auf eine spezielle Decke auf den Boden, innerlich darauf eingestellt, die Kraft seiner Leiden herzugeben und dafür neue Kraft zu bekommen. Der Raum war abgedunkelt, eine Kerze brannte und der Rauch von Räucherstäbchen stieg auf. Diese Umgebung hilft mir, meinen Bewusstseinszustand zu wechseln. Ich nahm seitlich neben Roger auf dem Boden Platz. Mit Rasseln und Singen versetze ich mich in einen veränderten Bewusstseinszustand und rief gleichzeitig alle meine *Verbündeten* herbei, damit sie einen schützenden Kreis um uns bilden.

Durch monotones Trommeln versetze ich mich tiefer in den schamanischen Bewusstseinszustand und reise in die *Nichtalltägliche Wirklichkeit* zu meinem Eisbären-Geist. Die Methode der schamanischen Reise werde ich in einem späteren Kapitel beschreiben. Gemeinsam gingen wir zu Rogers Seele und fragten, ob sie einverstanden sei, dass mein Eisbär-Geist und ich auf die Suche nach verlorener Seelenkraft gehen.

Bei einer Frau, die sich ein Heilritual gewünscht hatte, äußerte ihre Seele große Angst vor fremder Kraft. Als ich zurückging und ihr dies berichtete, gestand sie ein, dass sie mir verheimlicht habe, unter Medikamente gegen psychotische Durchbrüche zu stehen. Daher brachen wir das Ritual ab. Jene Frau brauchte zunächst Hilfe für ihre Abgrenzungsschwierigkeiten. Rogers Seele war bereit, neue Kraft zu bekommen.

Der Eisbären-Geist führte mich in zwei Situationen. In der ersten sah ich einen rothaarigen Mann mit dem Oberkörper über eine Werkbank gebeugt. In der zweiten begegnete ich einem kleinen Jungen auf den äußeren Treppenstufen eines Hauses. Ich nahm diesen etwa achtjährigen Jungen in der typischen Art war, wie ich es bei Seelenteilen erlebte. Aber auch mein Eisbären-Geist hieß mich, diesen Jungen anzusprechen, ihm zu sagen, dass sein erwachsenes Ich auf ihn warte, dass er nie mehr in jene Situation zurückkomme, vor der er geflohen sei. Er folgte mir bereitwillig, als wenn er schon lange auf jemanden gewartet hätte, der ihn abholte. Wir gingen zurück. Auf dem Rückweg führte mich der Eisbär zu einem schwarzen Panther, einem Krafttier, das ich Roger zusätzlich zur Seelenkraft seines jüngeren Selbst mitbringen sollte, da ihn sein früheres Krafttier verlassen hatte.

Wir gingen zur Stelle zurück, wo wir Rogers heutige Seele zurückgelassen hatten, und sie nahm den Seelenteil des jüngeren Selbst und das Krafttier entgegen. Ich trage auf meinen Reisen immer einen Bergkristall mit. In der *Nichtalltäglichen Wirklichkeit* ist er ein Licht, dass mir überallhin folgt. Eingehüllt in dieses Licht, bringe ich nun die ganze Kraft mit dem Körper von Roger in Verbindung, indem ich sie ihm über seinem Herz und seinem Scheitel einblase und ihm den Kristall in die Hand gebe. Leise sage ich stellvertretend für Roger zum jüngeren Seelenteil: »Willkommen zu Hause.«

Mit dieser rituellen Kraftübertragung ist die Seelenrückholung abgeschlossen. Roger hat recht gehabt, ihm hat dieser Seelenteil gefehlt. Wie sich später zeigte, war dies nicht der einzige fehlende Seelenteil, aber für den Moment, der einzige, den mir mein *Verbündeter* gezeigt hat.

Roger fühlte nach dem Einblasen der Seelenkraft, wie sich eine angenehme Wärme im Körper ausbreitete, sogar seine sonst immer kalten Hände empfand er als warm. Roger wertete dies als deutliches Zeichen, dass die Seelenkraft bei ihm angekommen war.

Als ich Roger den Verlauf meiner Reise erzählte, begann er zu weinen, viel zurückgestaute Trauer löste sich aus ihm heraus. Roger erzählte, dass sein Vater bei einem Arbeitsunfall ums Leben gekommen war, als er achtjährig war. Als er mittags von der Schule nach Hause kam, habe seine Mutter ihn auf der Treppe vor dem Haus mit dieser Schreckensnachricht überrascht. Offenbar hatte sich damals ein Seelenteil dem Schock entzogen.

Roger begrüßte in einer kurzen Meditation seinen neuen Seelenteil und lernte das *Krafttier* tanzen, was ihn einige Überwindung kostete. Aber die Erlösung von der alten Trauer und die Freude über die Rückkehr seiner kindlichen Seelenkraft waren stärker als die Hemmungen. Er nahm den Vorschlag dankbar entgegen, zu Hause in einer Meditation noch einmal Kontakt zur Seelenkraft seines jüngeren Selbst aufzunehmen und zu fragen, wie er es ihr leicht machen könne, sich schließlich ganz mit seiner Seele zu verbinden. Auch nahm er sich vor, öfters seinen schwarzen Panther zu tanzen, diese Kraft in Situationen herbeizurufen, die ihm Selbstbewusstsein abfordern.

Roger brauchte noch drei weitere Sitzungen. Doch schon nach diesem ersten Mal fühlte er sich selbstsicherer, dem Konkurrenzkampf am Arbeitsplatz gewachsener, und was ihn besonders freute: Die Angst vor seiner Frau hatte sich aufgelöst. Er nahm an seiner Frau ganz neue Wesenszüge wahr.

Immer wieder tanzte Roger den schwarzen Panther. Für ihn war dies eine unerwartet wirkungsvolle Art, in sich Kraft zu wecken und sich verbunden und geschützt zu fühlen. Später zeigte ihm der schwarze Panther, wie er mit seinen aus jahrelanger ängstlicher Überanpassung verdrängten Aggressionen besser umgehen konnte.

Teilbare Seele

Sandra betont in ihrem Buch immer wieder, dass chronische Depression ein Anzeichen von Seelenverlust sei. Aber ist die Seele teilbar? Ist sie ein räumliches Ganzes, von dem sich einzelne Teile abspalten können? Warum finden die geflohenen, verlorenen Teile nicht selbst zurück, wo Seele doch raum- und zeitlose Kraft ist? Und hat unsere Seele in der *Nichtalltäglichen Wirklichkeit* nicht dieselben Fähigkeiten wie unsere *Verbündeten*, die zur universellen Kraft und diesem Wissen Zugang haben?

Ich will zunächst eine geeignete Metapher für Seele finden, bevor ich diese Fragen zu beantworten versuche.

Niemand kann sagen, was die Seele eigentlich ist. Auch die Psychologie nicht, obwohl sie die Wissenschaft von der Seele ist. Als Psychologe schließe ich aus dem Erleben und Verhalten meiner Klientinnen und Klienten auf ihre Seele, obwohl heute meist neutraler von der *Psyche* eines Menschen gesprochen wird.

Wenn ich als Psychologe vor einem Menschen sitze, dann zeigt sich mir seine Seele in seinem Empfinden von sich als einer einmaligen Persönlichkeit: in seinem Verhalten, seinen Gefühlen, Stimmungen, Trieben, Affekten, Bedürfnissen, seinen Strebungen und Wünschen, aber auch seinen Konflikten. Letztlich lassen alle Lebensäußerungen Rückschlüsse auf die Seele zu. Sie scheint der unsichtbare Wesenskern, das Zentrum unserer Identität zu sein.

Auch in der Psychologie nimmt man an, dass sich die Seele aufspalten könne – z. B. durch Verdrängen aggressiver Impulse ins Unbewusste, oder Dissoziieren von traumatischen Verletzungen, oder Aufspalten in mehrere Persönlichkeiten zur Bewältigung von überwältigenden Erlebnissen.

Bei Depressionen geht die Psychologie eher vom Absterben, Einfrieren oder Blockieren der Seelenkräfte aus als Reaktion auf traumatische Erlebnisse oder aber aus letztlich unbekannten Ursachen.

Für die meisten Menschen, die für Seelenrückholungen zu mir gekommen sind, scheint Seele ein raumhaftes Etwas im Inneren ihres Körpers zu sein, lokalisierbar in der Herzgegend. Sie denken sich die Seele deutlich vom Körper unterschieden und meistens auch vom Geist, der im Kopf lokalisiert wird. Die Seele wird auch als der Sitz der Gefühle angesehen, wie in der Psychologie. Insbesondere verleiht die Seele das Gefühl von innerer Ganzheit, zu welcher aber der Körper nicht unbedingt gehören muss. Für meine Klientinnen und Klienten scheint es selbstverständlich, dass sich von der raumhaften Seele Teile abspalten können. Diese Teile können verloren gehen, und wenn alle wiedergefunden und eingesetzt werden, bildet die Seele wieder eine Einheit. Beim Tod löst sich die ganze Seele aus dem Körper.

Zunehmend mehr Menschen reden davon, dass ihre Seele Erinnerungen an frühere Leben in einem anderen Körper habe, d.h., die Seele hat ein eigenes Erinnerungsvermögen oder in ihr sind alle Erinnerungen gespeichert, insbesondere diejenigen an frühere Leben. Sogenannte Rückführungstherapeuten begleiten dann die Seele in frühere Leben zurück, von wo sie noch mehr Erinnerungen zurückbringen kann.

Es melden sich auch immer wieder Menschen, die glauben, dass ein Teil ihrer Seele noch in einem früheren Leben verhaftet sei. Oder noch mit Aufgaben aus früheren Leben belastet sei, und sich daher in diesem Leben nicht voll entfalten könne. Sie wünschen sich die Befreiung der Seele von ihrem Schicksal, von ihrem Karma, wie sie es nennen.

Immer wieder bitten mich Menschen, in ihrer Seele nachzufragen, was ihre künftige Lebensbestimmung sei, aus der Vorstellung, die Lebensaufgabe sei in der Seele immer schon vorgezeichnet. Hin und wieder kommen auch Menschen, die sich beklagen, an eine Zwillingsseele gefesselt zu sein, die Seele eines nicht blutsverwandten, oft unbekannten Menschen. Sie möchten von dieser ständigen Fremdbeeinflussung erlöst werden.

In all diesen Anliegen von heutigen Menschen schwingen Seelenvorstellungen mit, die einen Einblick in den *common sense,* die allgemeinübliche Vorstellung von Seele geben. Der Kern dieser allgemeinen Seelenvorstellungen ist, dass Seele ein in mir eingeschlossenes raumhaftes Etwas ist, das sich beim Tod aus dem Körper löst. Davon sind auch jene überzeugt, die immer wieder die Einheit und Ganzheit des Universums beschwören.

Seelenrückholung für Melanie

Natürlich ist eine räumlich vorgestellte Seele im Inneren des Körpers teilbar, und die Seelenteile sind wieder auffindbar. Offenbar leben sie ohne den Körper in der *Nichtalltäglichen Wirklichkeit* weiter. Und obwohl die Seele die Fähigkeit hat, Teile vor der Verletzung durch ein Trauma abzusetzen, finden diese nach dem Trauma nicht mehr zurück zur »Stammseele«. Die Verbindung scheint abgeschnitten, obwohl sich die zurückgebliebene Seele oft über Jahre die verlorene Seelenkraft wieder zurücksehnt.

Meine *Verbündeten* nötigten mich während der Seelenarbeit mit Melanie, die erdorientierte, materialistische Vorstellung der Seele aufzugeben. Sie lehrten mich wahrzunehmen, dass Seelenkraft als Leuchten zu uns kommt.

Melanie hatte mich ja eines Tages mit der Frage überrascht, ob Schamanismus auch bei Depressionen helfen könne. Nach reiflichem Abwägen und nachdem ich mir auf einer schamanischen

Reise bei meinen *Verbündeten* die Zustimmung und Unterstützung geholt hatte, willigte ich schließlich in eine schamanische Sitzung ein.

Noch bevor Melanie kam, räumte ich die Stühle aus meinem Behandlungszimmer, legte die Sitzkissen hin, stellte eine Kerze, Räucherwerk und meine Kraftobjekte auf. Es war mir wichtig, auch äußerlich den Unterschied zu einer Psychotherapiesitzung erkenntlich zu machen. Ich war ziemlich aufgeregt. Ich hatte Melanie angeboten, eine sogenannte diagnostische Reise zu meinen *Verbündeten* zu machen, um zu fragen, welche Art Hilfe diese ihr verschaffen könnten. Ich hatte Melanie keine Heilung versprochen. Ich wollte Melanie nicht noch tiefer in die Angst hineintreiben.

Melanie fielen die Veränderungen sofort auf. Im Vorbereitungsgespräch bekräftigte sie nochmals ihren sehnlichen Wunsch nach mehr Lebenskraft: »Ich will endlich wieder mit mir verbunden sein!«
Melanie lag ruhig auf der Decke am Boden.

Nachdem ich meine Kraftlieder gesungen hatte, begann ich den monotonen Trommelrhythmus zu schlagen. Ich war kaum durch den Tunnel gereist, hatte meine *Krafttiere,* den Eisbären und den Wolf begrüßt und ihnen mein Anliegen vorgetragen, als ich mich bereits einem jungen Mann gegenüberfand: grobes Gesicht, massiver Körper, wildes blondes Haar, stechender Blick. Er hatte sich bedrohlich vor mir aufgebaut. Ich hatte den Eindruck, ihn schnauben zu hören. Ich versuchte, seine Gefährlichkeit abzuschätzen, dann plötzlich wich die Bedrohung einem Gefühl der Verzweiflung. Der junge Mann erschien mir verzweifelt und leidend. Jetzt bemerkte ich links neben ihm Melanie, sie war noch ein Mädchen von vielleicht zwölf Jahren. Sie sah mich völlig verängstigt und hilfesuchend an. Ich ahnte, was sich zwischen Melanie und diesem Mann abgespielt hatte.

Meine *Verbündeten* hatten mich zu einem jüngeren Seelenteil von Melanie geführt. Sie drängten mich, die kleine Melanie von diesem Ort wegzubringen. Ich streckte die Hände aus, sie bewegte sich nicht, starrte einfach zu mir. Erst als ich mich zwischen sie und diesen Mann stellte, drehte sie sich ab, und wir gingen beide, aber nicht wie ich erwartet hatte, zurück in den Tunnel.

Sie war nun plötzlich nicht mehr das verängstige Mädchen, sondern eine kleine Lichtgestalt, hell und durchsichtig leuchtend, führte sie mich vor eine zweite Melanie, die vielleicht 16 Jahre alt gewesen sein mochte. Sie stürzte eben aus dem Elternhaus, rannte die fünf Stufen hinunter. Sie war aufgebracht, wütend, verletzt. Als sie uns sah, hielt sie an. Wortlos schloss sie sich uns an. Und wieder wandelte sie sich zu einem Leuchtwesen.

Meine *Verbündeten* hatten mich vor die ursprüngliche Situation geführt, als die Seelenkraft aus Melanie gewichen war. Aber was ich ihr zurückbrachte, war die unversehrte Leuchtkraft der Seele. Ich erinnere mich nicht genau an den Weg, über den uns die *Verbündeten* zurückführten. Eingehüllt ins Licht des Bergkristalls überbrachte ich Melanie die beiden jüngeren Seelenteile, indem ich sie über dem Herz und in den Scheitel einblies und ihr den Kristall überreichte.

Als wir wieder voreinander saßen, fühlte sich Melanie gelöst und stark, obwohl sie die Rückkehr der Seelenkraft nicht bemerkt hatte. Das Wissen jedoch, dass da jemand für sie bei den Wesenheiten in der geistigen Welt nach Heilkraft frage, habe sie sehr gestärkt.

Sie sagte zu mir: »Ich fühlte mich plötzlich nicht mehr so allein mit meinen Depressionen. Es ist, wie wenn Sie zur selben Sphäre Kontakt aufgenommen haben, wo ich hingehe, wenn ich meiner linken Seite nachgebe. Vielleicht ist dies nur so ein Gefühl, dass dort, wohin es mich zieht, dieselbe Art Geister sind, die Ihnen geholfen haben, meine Seelenteile zu finden. Aber ich fühlte mich nun aufgehoben und beschützt.« Nach den bisherigen Erfahrungen war es außergewöhnlich, dass Melanie so viele Sätze hintereinander sprach.

Melanie war gespannt, von meiner Reise zu hören. Ich schilderte ihr, dass meine *Verbündeten* mich zu zwei jüngeren Seelenteilen im Alter von vielleicht zwölf und 16 geführt haben, die nun wieder bei ihr seien. Von meiner Vermutung des Missbrauchs schwieg ich.

In Melanie brachen heftige Gefühle los, Wut, Angst, Trauer und Scham durchfuhren sie. Melanie atmete schwer, ihr Hals färbte sich dunkelrot, die Schlagader trat hervor, heftig pulsierend, das Gesicht wurde leichenblass, Schweiß lief ihr von der Stirn. Plötzlich brachen die Worte aus ihr hervor: Dieser Mann war Knecht auf einem benachbarten Bauernhof, der sie während mehrerer Jahre auf schändliche und erniedrigende Weise missbraucht hatte. Sie hatte noch nie darüber gesprochen. Ihren Eltern hatte sie nichts gesagt, weil sie fürchtete, diese würden ihr nicht glauben, oder sie zusätzlich noch bestrafen. Und ihrem Ehemann hatte sie diese Erlebnisse verschwiegen aus Angst vor Verachtung. Das ganze Elend, das Melanie all die Jahre allein mit sich herumgetragen hatte, brach aus ihr hervor.

Sie erinnerte sich auch an die zweite Begebenheit, als sie von zu Hause fortlaufen wollte, weil sie sich als schon Sechzehnjährige wie ein kleines Kind behandelt fühlte, gleichzeitig aber mit schweren Schuldgefühlen rang, sich gegen die Eltern aufzulehnen.

Melanie ließ in dieser Sitzung viel ihres alten Schmerzes los. Erst jetzt konnte sie sich öffnen, über Belastungen berichten, die sie während der Psychotherapie verschwiegen hatte.

Liebevoll begrüßte sie ihre beiden Seelenteile, hieß sie Zuhause in ihrem Inneren willkommen. In den folgenden Wochen fühlte sich Melanie erlöst, kräftig und offen. Sie mochte ihr Tageswerk anpacken, vor allem widmete sie sich wieder ihrem Garten, den sie zwar sehr liebte, oft aber die Kraft nicht aufbrachte, die Pflanzen zu pflegen. Sie fand zu ihrem Mann wieder Kontakt, mochte sich mit den Kindern abgeben, ja, sie besuchte gar ihre Mutter, ohne dabei ins alte Unterlegenheitsgefühl abzugleiten.

Dieser Zustand hielt mehrere Wochen an, und Melanie beschloss, die Medikamente ganz abzusetzen. Sie sagte, das erste Mal in ihrem Leben spüre sie sich selbst, sei nicht hin- und hergerissen, zwischen der linken und der rechten Seite.

Sie hatte eine stärkere Ausstrahlung. War nun ihre Seele vollständig? Hatte sie die fehlende Seelenkraft zurückerhalten? Auf ihren Wunsch hin, vereinbarten wir die nächste Sitzung erst vier Wochen später. Als Melanie kam, wirkte sie gespannt, dumpf, rang wieder nach einzelnen Worten, wischte sich dauernd den Schweiß von der Stirne.

»Allmählich bin ich wieder zurückgeglitten, meine Kraft ließ nach, dann begann wieder die Tyrannei der rechten Seite, die mich dauernd aufforderte, mehr zu leisten, und die linke Seite trotzte dagegen. Wieder fehlt mir die Kraft, auch nur das Nötigste zu verrichten. Nun ist es noch schlimmer, weil ich weiß, wie ich sein könnte. Ich habe versagt, mein Mann sagt mir dies auch immer wieder.«

Zögernd sagte Melanie, da sei noch eine andere Geschichte, die sie belaste und über die sie noch nie mit jemandem gesprochen habe. Sie wolle diese Geschichte loswerden, vielleicht werde so die nötige Kraft frei. Melanie hielt sich schuldig am Tod eines alten Mannes, der auf der Pflegestation des Altersheimes lag, wo sie mit siebzehn ihre Ausbildung begonnen hatte. Sie habe auf ihrer nächtlichen Runde diesem Patienten weder die Herztätigkeit noch den Kreislauf kontrolliert. Beim nächsten Rundgang fand sie ihn tot im Bett liegend. Niemand klagte sie an, alle wussten, dass mit dem baldigen Tod des alten Mannes gerechnet werden musste.

Später schrieb sie darüber in einem Brief: »Als ich vor dem toten Mann stand, war alles wieder da. ›Du bist pflichtvergessen‹, war der erste Gedanke, den ich hatte. Was da in mir vorging, kann ich nicht in Worte fassen. In diesem Moment ist in mir auch etwas gestorben.«

Offenbar hatte ihr Vater sie in seinem Jähzorn immer wieder geschlagen und ihr vorgeworfen, sie sei pflichtvergessen und sie werde sich bestimmt einmal an ihres Vaters Worte erinnern. Angesichts des toten alten Mannes erinnerte sie sich wieder und glaubte, ihrem Vater recht geben zu müssen. Dies war für sie gleichbedeutend mit Selbstaufgabe.

Melanie erlebte zwar eine Stärkung, nachdem sie diese Geschichte los geworden war. Aber diese hielt nicht lange an. Der Kraftspeicher von Melanie schien leck, sie verlor zunehmend Kraft, zerfiel wieder in die beiden Seiten, die körperlichen Spannungen nahmen von Tag zu Tag zu. Die Sehnsucht beherrschte sie den ganzen Tag, sich hinzulegen und sich der kindlichen Kraft der linken Seite zu überlassen und abzutauchen, von allem nichts zu wissen.

Seelenpol im Kraftfeld des Universums

Auf Bitte von Melanie begab ich mich wieder auf eine Reise zu meinen *Verbündeten*. Ich traf nur den Eisbären an, er führte mich zu *Anaru* und *Horus*. Was sie mir zeigten, erschreckte und verwirrte mich zugleich: Normalerweise sah ich auf meinen Reisen im veränderten Bewusstseinszustand die Seele eines Menschen als sein leuchtendes Abbild. Nun sah ich Melanies Seelenlicht extrem ausgedehnt, es erschien wie ein blasser Nebel, in dessen Zentrum nur noch eine schwache Verdichtung zu erkennen war. Ich bat meine *Verbündeten* um eine Erklärung.

»Melanie hat zu wenig Lebenskraft. Ohne Kraft kann sie sich nicht zusammenhalten, sie verliert ihre Form, die Seele dehnt sich aus. Ihr Menschen braucht die Verbindung zur Kraft, um eure Form zu bewahren.«

Anaru und *Horus* zeigten mir ein erstaunliches Seelensymbol: Ich sah einen wunderbaren Schneekristall, der in regelmäßigen Strahlen und Verzweigungen aus dem Zentrum gewachsen war. Jede Verzweigung war eine vielfache Wiederholung der Kristallform des Zentrums. Es war ein Stern aus vielen kleineren Sternen.

Plötzlich schmolz dieser Schneestern, löste sich langsam in einen Wassertropfen auf und dieser sich in tausend kleine Dampftropfen. Vom funkelnden Schnee-Stern blieb nichts als eine kleine Dunstwolke, die sich irgendwo niederschlug.

Ich hörte meine *Verbündeten* sagen: »Der zur Dampfwolke ausgedehnte Schneekristall gleicht Melanies Seele. Melanie setzt sich immer nur dem Kraftfeld der Sonne aus, jener Kraft, die sie antreibt, herausfordert. Sie fordert von sich nur Leistung, Bewährung im wachen Alltag.

Melanie braucht noch eine andere Kraft. Du findest sie als Leuchten in der Finsternis. Es ist die Kraft der Erde. Du kannst sie die *Keimkraft des Lebens* nennen. Sie formt und verdichtet euren Seelenkristall.«

Ich fand es gewagt, die Seele mit einem gefrorenen Schneekristall zu vergleichen. Doch die *Verbündeten* entgegneten, über das Wirken der Lebenskraft in der Seele könne nur in Symbolen gesprochen werden. Hier gehe es aber nicht um Seelenkälte. Wichtig sei, dass die Lebenskraft in der Seele zu einer Form um einen Wesenskern verdichtet sei. Unser Dasein spiele sich im Kraftfeld zweier Pole der Lebenskraft ab: »Die Erdkraft verdichtet und formt den Seelenkristall, die Sonnenkraft bringt ihn in allen Farben des Regenbogens zum Leuchten. Ist er zu viel Sonnenkraft ausgesetzt, schmilzt er, verliert seine Form und wird vielleicht in einer anderen Form neu verdichtet. Bei Melanie ist es aber so, dass sie keinen festen Seelenkern hat. Darum kann sie die Kraft, die du ihr überbringst, nicht halten.«

Anaru und *Horus* forderten mich mit ihren Lehren über die Seele arg heraus. Die Seele als Verdichtung der Kraft des Universum zu verstehen, widersprach allem, was ich als Psychologe über die Psyche eines Menschen gelernt hatte. Meine *Verbündeten* ignorierten meine Bedenken.

Statt einer verbalen Antwort zeigten sie mir Bilder von Melanies Leben. Ich raste durch Melanies Lebensgeschichte und begegnete ihr in verschiedenen Situationen vom Säuglingsalter bis in die Jetztzeit. Ich fand Scharen von »Seelensplittern«, flüchtigen Leuchtgestalten mit dem Aussehen von Melanie.

Ich verstand, dass Melanie in depressiven Phasen viel Seelenkraft verlor, ihr Seelenkern war geschmolzen, war zur flüchtigen Wolke geworden. Sie erschien so verletzlich, so ungeschützt, dass jeder Streit mit ihrem Mann, jede sie ängstigende Begegnung mit fremden Menschen, Seelenkraft kostete. Die Seele fragmentierte sich nicht, der Seelennebel weitete sich gleichsam aus, haftete an jeder noch so unbedeutenden Lebenssituation, in der Melanie scheinbar versagte, die sie nicht zu bewältigen vermochte, nicht abschließen konnte, weil sie nicht die Kraft hatte, so zu reagieren, wie es eigentlich ihrem Wesen entsprochen hätte.

Ihr Seelenkristall hatte sich gleichsam zu einem hellen Nebel ausgeweitet, haftete an den Seelen ihrer Kinder, ihres Mannes und ihrer Geschwister, als wenn deren Seelenkern ihr neues Zentrum wäre. Dies zeigte sich im Alltag daran, dass Melanie nur noch durch die Kinder und ihren Mann lebte, deren Bedürfnisse spürte und andauernd ihre Unfähigkeit beklagte, diese zu erfüllen. Sie wurde immer schwächer, aber auch die Kinder litten. Teils waren sie ängstlich auf ihre Mutter fixiert, teils wehrten sie sich mit Trotz, Verweigerung, Schulversagen, häufigem Kranksein.

Auch bei anderen depressiven Menschen, für die ich inzwischen auf der Suche nach Seelenkraft zu den *Verbündeten* gereist war, hatte sich diese Lockerung der Seelendichte in ähnlicher Weise gezeigt. Für Peter, Leo und David wirkte sich diese Verdünnung des Seelenzentrums vor allem im Berufsalltag nachteilig aus. David war Gymnasiallehrer, er schilderte, dass er sich nicht mehr von seinen Schülern abgrenzen konnte, in Gedanken war er dauernd bei seinen Schülern, konnte deswegen kaum einschlafen. Jeden Morgen erwachte er in panischer Angst: »Am Morgen weiß ich nie, wer ich bin, wie ich vor meinen Schülern bestehen und ihnen meine Erwartungen als Lehrer verständlich machen kann. Ich sehe 20 herausfordernde Gesichter vor mir, denen ich nichts entgegenzusetzen habe. Jeden Morgen brauche ich zwei Stunden, bis ich mir ein Bild von mir als Lehrer zurechtgelegt habe, mit dem ich vor meinen Schülern glaube bestehen zu können. Aber es geht mir auch bei meiner Freundin so. Überall spüre ich übergroße Erwartungen, nur mich selbst spüre ich nicht.«

Auch Peter, Leiter der technischen Dienste eines großen Gemeindezentrums, fühlte sich den Erwartungen von allen Seiten schutzlos ausgesetzt. Gleichzeitig stellte er an sich überhöhte Anforderungen, baute gegen seinen Vorgesetzten Aggressionen auf, die sich jeweils in heftigen Auseinandersetzungen oder in lautem Schreien nachts während des Schlafens entluden. Hinterher war Peter jeweils völlig erschöpft und tief deprimiert. In der Freizeit saß er apathisch in der verdunkelten Wohnung, drehte sich in Selbstvorwürfen und -entwertungen.

Leo war ein junger Außendienstmitarbeiter. Nach außen imponierte er durch sein joviales Auftreten, aber hinter dieser Fassade steckte ein zwischen Leistungsansprüchen und Minderwertigkeitsgefühlen zerrissener Mensch, den tiefe Zweifel am Sinn des Lebens quälten. Er rief mich oft nachts an, weil er sich kaum gegen den Impuls zu wehren vermochte, auf sein schweres Motorrad zu steigen und gegen eine Mauer zu rasen.

Auf dem Lebensweg all dieser Menschen fanden sich Vernachlässigungen, Kränkungen, Zurückweisungen, Verluste, Misserfolge – aber auch schon als Kind, die Tendenz gegenüber ihrer Umgebung mit Rückzug, Blockierung, Entkräftung zu reagieren.

Jeder von ihnen hatte aber auch seine verborgene Nische. Leo zog sich schon als Junge in die Hobby-Werkstatt zurück, wo er scheinbar an seinem Fahrrad bastelte. Nun gestand er beschämt ein, er habe sich Träumereien hingegeben, sich seinem lieben Gott jeweils ganz nahe gefühlt. David saß ohne zu lesen, in sich versunken über seinen Büchern.

Die Belehrungen von *Anaru* und *Horus* bekräftigten, was ich an mir selbst erfahren hatte: Diese Menschen zogen sich nicht nur aus Angst und Schutzbedürftigkeit in ihre Nischen zurück. Ihre Seele war auf der Suche nach Lebenskraft. Depressive Menschen müssen lernen, sie dabei zu begleiten. In den Worten meiner *Verbündeten* müssen depressive Menschen hinter der Finsternis das Leuchten der *Keimkraft* suchen, an dieser Kraft kann sich die Seele stärken. Jenes Leuchten ist gleichsam die Quelle der Lebenskraft. Jeder Mensch braucht eine eigene Verbindung zur Leuchtkraft.

Dennoch wagte ich erst, nachdem Melanie erfolgreich ihre ersten schamanischen Reisen gemacht hatte, diese Menschen selbst auf die Reise hinter die Finsternis zu schicken. Ich hatte befürchtet, sie würden sich dort verirren, den Ausgang aus dem Tunnel nicht finden, keine *Verbündeten* antreffen und noch viel depressiver zurückkehren.

In vielen Sitzungen hatte ich Melanie immer wieder Seelenteile zurückgeholt. Nach jeder Sitzung fühlte sie sich für einige Tage besser, hatte mehr Kraft, war konzentrierter, offener und lebensfroher: »Ich habe dann viel weniger Schuldgefühle meinem Mann und meinen Kindern gegenüber. Ich verstehe wieder, was sie von mir wollen, ich kann wieder für sie sorgen. Leider bleibt die Kraft nicht lange bei mir. Ich mache etwas falsch. Sagen sie mir, was ich falsch mache. Auf meiner rechten Seite sagt die Stimme immer wieder: ›Reiß dich mehr zusammen!‹ Aber ich kann nicht mehr.«

Mit ihren überhöhten Anforderungen an sich, ihrem Leistungsdenken setzte sie alle Kraft im wachen Alltagsleben ein. Das ist bei vielen depressiven Menschen ähnlich. Melanie maß ihren Wert und ihre Kraft nur an der Arbeit, die sie als Hausfrau und Mutter zu bewältigen vermochte: »Ich leiste mehr, es steht nun jeden Tag rechtzeitig ein Mittagessen auf dem Tisch, die Wäsche liegt nicht mehr wochenlang ungebügelt in der Stube, im Garten gedeihen Blumen. Aber es ist noch immer ein Kampf, ein Kampf von morgens früh bis abends spät!«

Nun hatte sie den Kampf wieder verloren. Melanie saß kraftlos und deprimiert da. Dies änderte sich erst, als Melanie begann, selbst hinter die Finsternis zu reisen.

Leuchtkraft der Seele

Anaru und *Horus* hatten mir die Seele als Verdichtung der Kraft des Universums gezeigt, als Pol im Kraftfeld zwischen Erd- und Sonnenkraft.

Meine inneren Kritiker, die sich ganz auf die Seite meiner Identität als Psychologe stellten, erhoben eine Menge Einwände gegen diese Metapher und auch gegen das Schneekristallsymbol der Seele. Ich bat meine *Verbündeten* um weitere Erläuterungen.

Anaru sagte, mit diesem Symbol wollten sie mir helfen, die komplexe Dynamik der Seelenkraft mit den Kräften des Universums zu verstehen: »Symbole sind wie Worte, sie sind Sprache in Bildern. Sie sind nicht die Kraft, sie deuten auf die Kraft hin. Symbole stehen stellvertretend für die Kraft. Die Schneeflocke ist ein Symbol für die Seele des Menschen. Angedeutet werden soll damit, dass in der Seele die universelle Kraft in einem harmonischen Rhythmus um ein Zentrum kristallisiert ist. Der Baum ist das Symbol der Verbindung des Menschen mit dem Universum. Wie der Baum existiert der Mensch im Kraftfeld der Sonnen- und der Erdkräfte. Ihr Menschen braucht beide Kräfte.«

Anaru fuhr fort: »Das Symbol der Schneeflocke widerspiegelt, dass die Sonne eure Seelenkraft aufwärmt, in Schwingung versetzt, ausweitet und verzehrt, wenn ihr euch nicht immer wieder abkühlt. Dafür schützt die Erde euch immer wieder mit ihrem Schatten. Ihr sagt zwar, die Sonne gehe unter. Aber die Erde dreht euch immer wieder in ihren eigenen Schatten, sorgt dafür, dass ihr immer wieder in die Finsternis zurückkehren könnt. Abkühlen heißt, sich den formgebenden, gestaltenden Kräften aussetzen, der Erdkraft überlassen. Wir nennen sie die *Keimkraft,* weil dort auch das neue Leben aufkeimt.«

Horus erläuterte mir die *Metaphern der Kraft:* »Metaphern sind die Wirklichkeit der Kraft. Sie sind deine Begegnungen mit der Kraft. In der Metapher wird die Kraft für dich Wirklichkeit. Wir *Verbündeten* sind für dich auch Metaphern. Die Metapher deiner Begegnung mit der Kraft des Universums. Du bist ein Mensch, darum fällt es dir leicht, die Kraft dir ähnlich zu sehen. Ihr Menschen nehmt euch als dichte, schwere, erdgebundene Körper wahr. Darum habt ihr auch körperhafte Seelenmetaphern. Aber ihr könnt lernen, die Seelenkraft als Leuchten zu gewahren.«

Hier einige weitere Aussagen meiner *Verbündete*n dazu: »Die Seele ist Leuchtkraft. Ihr seid nicht nur Spiegel des Sonnenlichts. Ihr strahlt aus euch selbst. Ihr selbst sprecht von der Ausstrahlung eines Menschen.

Seele als Leuchtkraft strahlt aus deinem Lachen, deiner Freude. Sie ist die Kraft deiner Trauer und deiner Tränen, die Kraft der Wut und der Schreie, die Kraft der Lust und der Umarmung. In unseren Gefühlen leuchtet die Seele in hundert Farben.«

Es trifft zu, was *Anaru* sagte: Wir sprechen von der Ausstrahlung eines Menschen und meinen wohl damit das Leuchten seiner Seele. Wir können auch vor Freude strahlen oder vor Wut glühen. Bei einer tief greifenden Einsicht sagen wir, es sei uns ein Licht aufgegangen. Zwischen zwei verliebten Menschen ist ein Funke gesprungen. Wir orientieren uns an leuchtenden Vorbildern. Und ein Erleuchteter ist wohl Inbegiff eines Menschen mit geläuterter Seele, aus ihm leuchtet die Kraft des Universums.

Wer fähig ist, die leuchtende Aura um Menschen zu sehen, nimmt noch eine viel intensivere Ausstrahlung war, ein Strahlen aus ihnen selbst, eben das Leuchten der Seele. Wir sind geblendet vom Zivilisationslicht, darum sehen wir unser eigenes Leuchten und das der anderen nicht mehr. Doch wir *ahnen* trotz Blendung die eigene Ausstrahlung eines Menschen.

Irgendwann habe ich beschlossen, den Wechsel von der Erdmetapher zur Feuermetapher der Seele mitzumachen. Vielleicht meine Form des viel beschworenen Paradigmawechsels.

Seele ist Leuchtkraft. Seele ist das Strahlen der Wesenskraft, das Leuchten der Lebensessenz. Sie ist das leuchtende Zentrum meines Daseins, die in mir kristallisierte Lebenskraft des Universums. Leuchten breitet sich von einem Zentrum aus und strahlt unbegrenzt weit und verbindet sich mit den Strahlen aus anderen Zentren zu noch stärkerem Leuchten. Die Leuchtkraft unserer Seele ist die Kraft unserer Verbindung zu allem Leuchtenden, zu den anderen Menschen, den Tieren, den Pflanzen, den Bergen, den Wolken, den Gestirnen. In der Seele als Leuchtkraft finden wir eine Möglichkeit, unsere Verbundenheit mit allem zum Ausdruck zu bringen: verstehend zu leben.

Nach Auffassung meiner *Verbündeten* können oder müssen wir unsere Seelenkraft, unsere Leuchtkraft immer wieder erneuern. Dies tun wir seltsamerweise im Schlaf. Wenn unser Seele aber verletzt und schwach ist, wie ich dies bei Melanie, Leo, Peter und David gesehen hatte, kehrt sie an ihren Ursprung zurück.

Oder aktiv ausgedrückt: Die Seele hat den Reflex, sich an der Kraft des Universums neu zu stärken. Dafür zieht sie sich in die Finsternis zurück, weil die Kraft des Seelenleuchtens offenbar dort zu finden ist. Das ist eigentlich die Depression: der Rückzug in die Finsternis, um zur Quelle der Seelenkraft zu gelangen.

Mit einem Schlag viel mir auf, dass ich mich als Psychologe nie gefragt hatte, woher die Seele ihre Kraft hat. Mit Kraft und Antrieb eines Menschen befasst sich die Biologie und die Medizin, die Psychologie konzentriert sich auf die Dynamik der Kräfte und ihre Steuerung. Diese psychischen Prozesse beschreibt sie mit einem immer umfangreicheren Repertoire von abstrakten Begriffen für ebensolche Konzepte. Was heißen Begriffe wie Selbst, Motivation, Initiative, Intuition, Kommunikation, Konflikt, Neurose, Dissoziation, Vulnerabiliät. Sie entziehen sich konkreter Vorstellung und verstärken nur die Isolation des Menschen in seinem Ich. Diese Begriffe wurzeln nicht mehr in einer der Schwellenkräfte, Erde, Feuer, Wasser, Luft. Sie sind losgelöst, abgehoben. Je mehr jene psychologischen Begriffe in unser Alltagsverständnis eindringen, je mehr lassen sie uns unsere existenzielle Verwurzelung in der Erde, im Ganzen des Universums vergessen. Wir schweben im Überbau eines abstrakten Wertesystems. Vielleicht ist es die Aufgabe der Psychologie, jene abstrakten Wirklichkeiten zu schaffen.

Leuchtspur der Seelenkraft

Seele als Leuchtkraft kann stärker und schwächer sein, aber sie kann nicht geteilt werden. Auf dem Hintergrund dieser Seelenmetapher können wir keine Seelenteile verlieren. Doch was passiert mit der Seelenkraft im Laufe des Lebens?

Als ich meine *Verbündeten* fragte, was mit meiner Seelenkraft im Laufe meines Lebens passiere, zeigten sie mir einen Meteoriten, der in die Atmosphäre eintritt und einen glühenden Lichtschweif hinter sich herziehend wieder aus der Atmosphäre austritt.

Sie wollten mir aber nicht zeigen, dass ich nur so kurzlebig sei, wie das Aufblinken eines Meteoriten am Nachthimmel, sondern mir zeigen, dass sich meine Seelenkraft eben wie eine Leuchtspur über die ganze Zeit meines Lebens ausbreitete und sie irgendwann am Widerstand mit der Lebensatmosphäre verglühte: »Aber – das muss nicht so sein, du kannst die Leuchtkraft ins Hier und Jetzt zurückholen. Du kannst sie befreien.«

Die *Verbündeten* bestanden darauf, dass dies ein Symbol sei, das mir die Bedeutung der Seelenkraft in meiner Lebensgeschichte erläutere. Dieses Symbol helfe mir zu verstehen, wie meine Seele Leuchtkraft verliert, ohne eben nach materialistischen Vorstellungen geteilt zu werden. Weil die Kraft mit mir immer in Verbindung steht, zieht sie mich in frühere Erinnerungen, in schmerzliche und in freudige.

Die *Verbündeten* warnten mich: »Klammere dich nicht an diese Zeitlinie, sie ist eine räumliche Vorstellung. Seelenkraft ist Kraft, außerhalb von Raum und Zeit. Ihr nennt sie spirituelle Kraft. Sie ist immer auch da, wo du bist, nur dein Bewusstsein ist für sie verschlossen. Darum ist der Meteorit ein Symbol. Aber du brauchst es, damit du die verlorene Seelenkraft zurückholen kannst. Zurückholen heißt: in deinem Zentrum verdichten. Aber auch diese Worte sind falsch, weil es Worte eurer erdgebundenen Raum-Zeit-Sprache sind.«

Anaru zeigte mir verschiedene Methoden, die Leuchtspur des Meteoriten einzuziehen, die gebundene Seelenkraft aus der Lebenslinie zurückzuholen. Ich stelle hier nur jene Methode vor, die ich am häufigsten mit depressiven Menschen und in den Seminaren erprobt habe. Depressive Menschen können sich nur darauf einlassen, wenn sie nicht ganz im »Tief« sind.

Dagmars leuchtende Seele

Wenn Dagmar von ihrer Jugend während des Krieges erzählt, dann fühlt sie sich wieder auf der Flucht, vermisst den Vater, der an der Front ist, fühlt die Angst vor den Besatzungssoldaten, die sich an ihr und ihren älteren Schwestern vergangen haben. Sie macht sich klein, presst die Beine zusammen, zittert und weint. An ihrem Körper tritt wieder das kindliche Bewegungsmuster zutage, der Klang der Stimme und sogar die Aussprache verändern sich.

Vor allem aber strahlt aus ihrer Seele wieder die ganze damalige Seelenkraft, die sich in Angst, Weinen, Schrecken geäußert hat. Eigentlich wirkt Dagmar so viel kräftiger, als wenn sie über ihr heutiges Leben erzählt. In der Psychologie ist das Wiedererlebenlassen eines früheren Schmerzes eine weitverbreitete Technik. Dahinter steckt die Vorstellung, dass diese vergangenen Erlebnisse in unserem Inneren gespeichert sind und abgerufen, reaktiviert, wieder ins Bewusstsein zurückgebracht werden können, um die damit verbundenen aufgestauten Emotionen endlich zu befreien. Wenn ich Dagmar in jene schmerzlichen Kindheitserlebnisse zurückkehren lasse und sie wieder völlig eintaucht, kann es sein, dass sie einmal mehr den alten Schmerz erlebt.

Ihre heftige emotionale Reaktion in der früheren Kindheitssituation zeigt, wie viel Seelenkraft darin zurückgeblieben ist. Damit Dagmar alle Leuchtkraft ihrer Seele einsetzen kann, muss sie diese aus ihrer Lebensgeschichte befreien, d.h. in ihr Leuchtzentrum zurückholen.

Ich schlage Dagmar vor, am Ende des Raumes eine brennende Kerze hinzustellen. Diese markiert den Platz des Eintritts ihrer Seele in dieses Leben. Dann setzt sie sich am Platz des Heute auf die Lebenslinie. Sie nennt das heutige Datum und ihr heutiges Alter, sowie ihren heutigen Namen, mit ihren Händen streicht sie über ihren Körper. Dies soll ihr helfen hier und jetzt verankert zu sein.

Bevor sie auf ihrer Lebenslinie auf die belastenden Kriegserlebnisse zurückblickt, helfe ich ihr, die Leuchtgestalt ihres heutigen Seelenkörpers an ihrer Seite zu visualisieren, zu spüren oder einfach intuitiv zu wissen, dass sie da ist. Die meisten Menschen sehen diese Gestalt im Aussehen als sich selbst ähnlich, aber durchsichtiger, oft pastellfarben. Dagmar kann sich besser als Traumgestalt sehen, weil sie sich häufig selbst im Traum sieht.

Ich schlage ihr nun vor, diese Seelen- oder Traumgestalt dorthin gehen zu lassen, wo die Kerze steht und dort warten lassen. Während der ganzen Zeit rassele ich leise und gleichmäßig mit meiner Rassel. Dies hilft Dagmar, etwas ruhiger und gelöster zu werden. Würde sie dabei unruhig, oder drohen ganz in die Leere zu versinken, was in depressivem Zustand sein kann, würden wir abbrechen.

Aus früheren Erfahrungen weiß ich, dass sich die Lebenslinie in der Vorstellung über die räumliche Distanz hinaus zur innerlich empfundenen Distanz dehnt.

Jetzt erst bat ich Dagmar, auf der vorgestellten Zeitlinie ihrer Lebensgeschichte ein einziges Erlebnis zu visualisieren, und zwar an jener Stelle, als es sich damals ereignet hatte. Dagmar sollte aus dem Heute in jene vergangene Zeit zurückblicken, sich selbst aber nicht in jenes Erlebnis zurückversetzen. Sie musste Beobachterin bleiben. An ihrem Körper lässt sich sehr genau ablesen, ob sie wieder in die Angstgefühle von damals hineingleitet. Die Körpersignale sind recht deutlich. Beim geringsten Anzeichen unterbrechen wir und wenden uns für einige Zeit von der Lebenslinie ab.

Dagmar wählt ein Erlebnis, als sie mit ihren Schwestern alleine in der Wohnung war: Mutter war bei der Arbeit, und sie hörte, wie die Besatzungssoldaten die Treppe hochkamen, und sie wusste, dass jeden Augenblick an die Türe gepoltert würde.

Es ist für Dagmar nicht einfach hierzubleiben, sich als Siebenjährige zitternd hinter ihren Schwestern Schutz suchend zu sehen. Sie möchte der Kleinen zu Hilfe eilen.

»Lassen Sie dies Ihre Traumgestalt tun!«, fordere ich sie auf. Damit soll verhindert werden, dass sie wieder in die Rolle der kleinen Dagmar gerät.

»Lassen Sie Ihre Traumgestalt die kleine Dagmar und ihre Schwestern aus jener Situation herausführen und zum Licht am Anfang ihrer Lebenslinie zurückgehen.«

Dagmar sieht erstaunlich schnell, wie sie als Traumgestalt die kleine Dagmar an die Hand nimmt und gefolgt von den Schwestern zurückgeht. Die kleine Dagmar wird dabei nicht etwa kleiner, sondern sie geht – nun geführt von der erwachsenen Traumgestalt – bzw. ihrer Leuchtgestalt, an jenen Platz außerhalb von Raum und Zeit.

Dagmar beobachtet aus dem Hier und Jetzt, wie ihre Leuchtgestalt die Schwestern mit einer herzlichen Umarmung verabschiedet und dann mit der kleinen Dagmar verschmilzt. Die Seelenkraft der siebenjährigen Dagmar kehrt zur heutigen zurück.

Daraufhin kehrt die Leuchtgestalt zur heutigen Dagmar zurück und verschmilzt ebenfalls mit ihr.

Gemäß Anleitung von *Anaru* hätte die Leuchtgestalt von Dagmar die Soldaten dort vor der Wohnungstür auch verabschieden müssen. Denn es sollen alle Wesenskräfte aus einer Situation befreit werden. Aber ich wusste, dass dies für Dagmar zu viel gewesen wäre.

Für *Anaru* geht es ausschließlich um die Kraft, nicht um deren Wertung. Erst wenn aus einer vergangenen Situation alle Kraft befreit ist, wird auch Dagmars Kraft ganz frei.

Esther, eine weitere Klientin, die bis dahin mit ihrem Vater in Konflikt gelebt hatte, empfand es auch als Versöhnung und als eine Befreiung von Schuld zu beobachten, wie ihre Leuchtgestalt den Vater herzlich aus einer jener heftigen Streitszenen verabschiedete und mit der kleinen Esther zuerst zum Anfang der Lebenslinie und dann zu ihr zurückkehrte. Sie glaubte, dass der Vater und sie selbst die in dieser Situation »gefangene« Seelenkraft zurückerhalten haben. Jedenfalls fand sie zu ihrem Vater, der nun schon über 70 war, einen ganz neuen Kontakt. Sie fühlte sich selbst stark und mit ihm versöhnt.

Dagmar tastete sich ganz langsam an all jene Erlebnisse der Kriegszeit heran. Erlöste nach und nach aus vielen Situationen ihre Seelenkraft und führte sie in ihren heutigen Seelenkern zurück. Aber schon bei diesem ersten Erlösen der Seelenkraft fühlte sie große Entlastung. Erstaunt und stolz war sie, dass es ihr gelungen war, im Hier und Jetzt bleiben, die Distanz zu wahren. Sie war nicht wie früher in den alten Schmerz zurückgefallen. Besonders stärkte sie die Tatsache, dass sie für sich selbst zusätzliche Lebenskraft geholt hatte und weiterhin holen konnte.

Mit jeder Erlösung der Seelenkraft aus der Lebensspur leuchtete sie mehr, und sie konnte gelassener in die Vergangenheit zurückblicken.

Auf dem Hintergrund der vorhin beschriebenen Meteoritenmetapher habe ich schon viele Klientinnen und Klienten ihre Lebensgeschichte aufrollen lassen. Immer wieder blickten sie beeindruckt auf die Leuchtspur ihrer Seelenkraft zurück. Alle verstehen, dass ihnen jene Leuchtkraft heute fehlt. Aber viele finden es auch schön, ein Meteor zu sein, sie empfinden sich als Produkt ihrer Lebensgeschichte. Und es ist für sie tröstlich, heutige Beschränkungen im Leben als Folge ihrer früheren Erlebnisse erklären zu können.

Andere leiden unter dem Mangel an Seelenkraft. Vor allem depressive Menschen sitzen vor ihrer Lebenslinie wie am Ende einer Straße des Leidens, wie vor den Stationen eines Kreuzweges. Praktisch ist es natürlich so, dass ich keinen depressiven Menschen sein ganzes Leben vor sich aufrollen lasse, dazu fehlte ihr, ihm die Kraft.

Alle Menschen schauen auf ihre Erlebnisse zurück und bewerten diese entsprechend ihren Gefühlen. Wir haben ganz starke Wertungen unseren Gefühlen gegenüber: Freude, Glück ist gut, Trauer, Angst, Wut ist schlecht. Es kostet einige Überwindung, von dieser Wertung abzusehen und sich nur auf die Leuchtkraft der Erinnerungen einzustellen. Diese zeigt sich z. B. in der Sogkraft, die uns dorthin zurückzieht, an der Intensität der Gefühle, die sie auslösen, wenn wir wieder dorthin zurückkehren, in der Klarheit und Deutlichkeit der Erinnerung. Wenn wir alles vor uns sehen, wie wenn es gestern gewesen wäre, noch die Worte hören, die gesprochen wurden, den Geruch wieder in der Nase haben, dann steckt noch sehr viel Seelenkraft in diesem Erlebnis. Auch die Nähe oder Distanz, mit der ein Erlebnis vor unseren Augen auftaucht, ist ein Hinweis auf die darin verbliebene Seelenkraft.

Oft empfinden die Klientinnen und Klienten schon das Einordnen eines Erlebnisses auf der Lebenslinie und das Betrachten aus der Distanz des Heute als befreiend. Aber wirklich stärkend und erlösend empfinden alle das Erlösen der zurückgelassenen Leuchtkraft der Seele durch ihre Seelengestalt.

Die Wirkung der Erlösung der Seelenkraft ist unmittelbar stärkend und befreiend. Die alten Ereignisse verlieren an Wichtigkeit, sie finden ihren Platz im Laufe der Geschichte. Kraft für lange gehegte Wünsche wird verfügbar, die Menschen empfinden sich als mehr präsent, oft auch körperlich weiter, mit mehr Raum in sich. Das Wichtigste aber: Sie sind stolz darauf, sich diese Kraft selbst zurückerobert zu haben.

Natürlich überschneidet sich unsere Leuchtspur der Seelenkraft vielfältig mit jener anderer Menschen. Meine Leuchtspur verläuft lange Zeit vereint mit jener meiner Herkunftsfamilie, jetzt läuft sie vereint mit meiner Frau, meinen beiden Kindern, immer wieder wird sie gekreuzt von Freunden, Klienten, Seminarteilnehmern. Wir beleuchten gemeinsam die Sphäre unserer Alltagswirklichkeit. Wenn ich meine Leuchtkraft aus einzelnen dieser Überschneidungen zurückziehe, befreie ich auch die Leuchtkraft der dort mit mir zusammengetroffenen Menschen.

12. Wildnis – Ursprung der Lebenskraft

Nachts in den endlosen Steppen Sibiriens habe ich die wilde Kraft in mir wiedergefunden. Wir waren drei Tage auf der einzigen staubigen Schotterstraße voller Schlaglöcher Richtung mongolische Grenze gefahren. Die kleine Hauptstadt Kysyl lag Hunderte von Kilometern hinter uns. Wir hatten die ersten Hügel des Altai-Gebirges erreicht, hinter dem die Mongolei liegt. Unser Fahrer Wassili und seine Frau Jekatarina hatten wie jeden Abend Kartoffelsuppe gekocht, dazu aß jeder etwas aus dem eigenen Rucksack. Es wurde wenig geredet, die Fahrt war anstrengend gewesen, die Hitze und die schlechten Straßen hatten uns zugesetzt. Nun war es kalt wie bei uns im Winter, aber es war noch nicht dunkel. Am Horizont leuchtete ein fahlrotes Dunstband. Im Sommer wird es hier in diesem Breitengrad erst lange nach Mitternacht richtig dunkel. Mitternacht, das zeigten unsere Uhren, aber hier draußen gab es keine Zeit. Jakob hatte auf seinem Spirituskocher einen »Steppenkaffee« gekocht. Wir lachten immer über diesen Zivilisationsluxus, tranken aber doch einige Schlücke dieses Gebräus. Als das Feuer erlosch, suchte sich jeder einen Schlafplatz.

Ich suchte mir einen Schlafplatz etwas abseits. Der Boden war überwachsen mit knöchelhohem, stachligem Gestrüpp, das würzig roch – Vorboten der Taiga. Trotz der Müdigkeit konnte ich nicht einschlafen, die Mücken schwirrten in dichten Schwärmen um meine Ohren. Mein Gesicht war ihre Beute. Das Mückenschutzmittel hielt sie nicht ab, auch meine herumfuchtelnden

Hände vermochten nichts auszurichten. Ich konnte nur aufgeben. Allmählich schmerzten ihre Stiche nicht mehr.

Ich sah in den sanft sich verdunkelnden Nachthimmel hoch. Er öffnete sich immer mehr für das Leuchten der Sterne. Mit zunehmender Dunkelheit wurden sie immer zahlreicher und heller und schienen mir näher zu kommen. Auch der Mond, der irgendwann aus den fernen Gebirgen aufstieg, vertrieb die Dunkelheit nicht, er mischte nur sein Silberlicht in sie. Er teilte sich die Nacht mit der Dunkelheit.

Seltsame Gefühle stiegen in mir hoch. Erinnerungen an den nächtlichen Landeanflug in New York tauchten plötzlich auf, meine Ängste vor dieser Großstadt.

Es gibt kein markanteres Symbol menschlichen Fortschrittes als die Millionen Lichter, die Nacht für Nacht rund um den Erdball leuchten. Unsere Städte sind wogende Lichtermeere; ihre vielfarbig pulsierenden Skylines sind Kulminationszentren menschlichen Fortschritts und unbegrenzter Möglichkeiten. Lichterströme ergießen sich jeden Morgen in sie hinein, branden abends zurück aufs Land. Auch die letzten Häuser weit draußen stehen im Lichtkegel einiger Lampen. Die Fenster sind hell erleuchtet.

Ich hatte Angst, dass hier draußen plötzlich Lichter aufleuchten würden.

Elektrische Siegesfeuer der Zivilisation dringen immer tiefer in die Wildnis vor. Wir haben uns die Erde untertan gemacht und überallhin Licht gebracht. Nicht nur die weißen Flecken auf der Landkarte sind verschwunden, auch die dunklen verschwinden immer schneller. Wo Menschen hinkommen, stellen sie Lichter auf und vertreiben die Dunkelheit. Ein Schild von Satelliten umkreist die Erde und versorgt jeden Ort augenblicklich mit den neuesten Nachrichten. Die elektronischen Atlanten der Satelliten liefern andauernd die aktuellsten Abbilder der Erde in unsere Wohnzimmer. Unüberschaubare Fluten von Informationen überschwemmen via Internet uns Menschen. Eine digitale Sintflut begräbt die ursprüngliche Erde unter sich. Die Arche Noah ist säkularisiert zum privaten Heimcomputer, mit dem immer mehr Menschen auf Surftour im Datenmeer unseres Zivilisationswissens sind.

Diese Gedanken beherrschten mich. Die Sterne waren in weite Ferne gerückt. Die Mückenstiche schmerzten wieder, ich schlug wieder um mich. Statt des würzigen Macchia meinte ich, den Motorengestank von Wassilis umgebautem Militärfahrzeug zu riechen.

Wir Menschen fürchten die Dunkelheit. Die Lichtermeere der Großstädte müssen mit ohrenbetäubendem Lärm genährt werden, den wir Menschen nur unter großer Hektik und Anspannung aufrechtzuerhalten vermögen. Es scheint uns eine Angst umzutreiben, die Angst vor der plötzlichen Dunkelheit, in der nicht nur das Weinen und die Schreie der Verlassenen, Ausgeschlossenen, Entwerteten und Wertlosen hörbar werden, sondern auch die eigenen Ängste als übermächtige Monster hervorzustürzen drohen.

Die ersten Bilder im Fotoalbum unserer Kinder sind nun die Abbildungen der Ultraschall-Untersuchungen im Inneren der Gebärmutter. Wenn wir krank sind, kann das Innere unserer Organe vom Magnetresonanz-Tomographen farbig auf den Monitor projiziert werden. Wir sind zu total durchsichtigen Wesen geworden.

Wenn unsere Kinder ans Licht kommen, werden sie sofort geblendet vom Licht des Gebärsaales. Und fortan brennt immer ein Licht in der Säuglingsabteilung und im Kinderzimmer. Bevor die Augen wirklich sehen, müssen sie sich an dauernde Helligkeit gewöhnen. Die Angst vor der Dunkelheit ist das Erste, was wir Menschen lernen, die Angst unserer Eltern vor der Dunkelheit. Und wir vergessen die Dunkelheit der Gebärmutter, das Gefühl des Aufgehobenseins, des Genährtseins. Wir vergessen, dass dort die Quelle der Lebenskraft ist, die wilde ursprüngliche Kraft, die *Keimkraft.*

Anaru hatte mir einmal gesagt: »Bei euch Menschen ist es wie beim Baum. Ihr streckt euch dem Licht, der Sonne entgegen, doch ihr habt auch Wurzeln. Ihr vergesst immer wieder eure Wurzeln, weil ihr euch frei überall hinbewegen könnt. Der Baum treibt seine Wurzeln tief in die Erde hinab. Ein Zweig ohne Wurzeln trocknet aus. Aber der Baum holt sich nicht nur Wasser und Nährstoff im Boden. Sein Samen keimt in der Erde, in tiefer Finsternis. Das Kind wird im dunklen Schoß der Mutter gezeugt. Dort keimt es. Wenn es ans Licht kommt, wächst und entwickelt es sich. Ihr Menschen braucht beide Kräfte. Die Sonne ist der Pol der *Wachstumskraft.* Die Erde ist der Pol der *Keimkraft,* der Entstehungs- und Wandlungskraft. Hier wandelt und stärkt ihr eure Seele.«

Bei einer anderen Begegnung sagte sie: »Du kannst die *Keimkraft* auch am Tag sehen. Dreh dich nach einem frischen Sommerregen mit dem Rücken zur Sonne, in den Farben des Regenbogens leuchtet die *Keimkraft des Lebens.*«

Die *Keimkraft* ist die Kraft aus der Dunkelheit. Hier in Sibirien erfuhr ich, dass sie auch die Kraft der Wildnis ist. Die Erde dreht mich an meinem Platz am Morgen zur Sonne, lässt mich während des Tages ihr Licht und ihre Kraft aufnehmen, mich wach und aktiv sein, um mich am Abend von der Sonne weg in die schützende Nacht hineinzutragen.

Die Erde, die Mutter allen Lebens, dreht mich in ihrem ureigenen Rhythmus zur Sonne und von der Sonne weg. In ihrem eigenen Schatten lässt sie mich in die Dunkelheit zurückkehren.

Die Sonne ist der Pol der *Wachstumskraft*. Der andere Pol ist die *Keimkraft*, die Kraft aus der Erde, aus der Finsternis der Erde, das Licht hinter der Finsternis. Wir sind so geblendet von den Lichtern unserer Zivilisation, dass wir dieses Licht nicht mehr zu erkennen vermögen. Aber wir brauchen es genauso wie das Licht der Sonne. Wir Menschen leben im Kraftfeld dieser beiden Pole: der *Keimkraft* aus der Erde und der *Wachstumskraft* der Sonne.

Der Mond hatte die Gebirge im Osten längst verlassen. Ich weiß aber nicht, ob ich seit Stunden wach lag oder all diese Gedanken durch mein Bewusstsein gerast waren. Hier draußen in der Steppe, Hunderte von Kilometern von der letzten Behausung entfernt, war die Dunkelheit so tief, wie wenn ich in der Gebärmutter der Erde wäre. Hier ist die Finsternis. Das Licht der schmalen Mondsichel mit einem feinen Leuchtkreis, der seine volle Scheibe zart andeutete, war in diesem Augenblick wie die Erinnerung an den anderen Pol der Lebenskraft. Der Mond zog wie ein stiller Hüter durch das Kraftfeld der beiden Lebenskräfte. Ein Zeuge ihres Zusammenwirkens. Ein sanfter Spiegel des Sonnenlichts, der Kraft des Wachseins, der Aktivität, des Wachstums, der Entfaltung, dieses transformierend in die Spähre der aus dem Inneren der Erde leuchtenden Seelenkräfte. Nur die Finsternis der Wildnis konnte diese Geheimnisse der Kraft preisgeben.

Die Kraft der Wildnis erfasste auch mich. Aber da brachen nicht plötzlich Gefühle einer groben Wildheit aus mir hervor, ich verwandelte mich nicht in ein wildes Tier, nichts von roher Kraft, von Zerstörungslust, von Grausamkeit, von Gier. In mir breitete sich ein Strömen aus, eine Wärme, und in der Dunkelheit leuchtete alles in den Farben des Regenbogens. Die Stauden leuchteten, und ihr Licht floss in weichen Wellen den Hügel entlang. Dort wo Steinblöcke lagen, sah ich Inseln von Licht dichterer Farben, in sich kreisender Wellen, in der Luft bewegten sich Schwärme von Lichtpunkten.

Ich misstraute mir, vielleicht war ich angespannt und übermüdet. Sinnestäuschungen. Ich setzte mich auf und sah mich nach den anderen um. In meiner Nähe schliefen Paul und Roswitha, auch sie waren umrahmt vom Regenbogenlicht, einzelne dunkle Blasen schienen in diesem Licht zu schwimmen. Auch Beno, Jakob, Werner – sie alle leuchteten. Erst jetzt sah ich, dass auch meine Hände leuchteten. Wenn ich sie bewegte, änderten sich die Farben und das Strömen des Lichts.

Überall war Licht, und dieses Licht schien zu tönen, schwebende, nie verklingende Töne. Ich kenne kein Instrument, das solche Töne von sich gibt. Bei den Kehlsängern in Kysyl hatte ich sie gehört, die über ihrer Stimme eine zweite Melodie von Obertönen erklingen lassen konnten. Ich kam mir vor, als wenn ich im Inneren des Lichtes wäre. Ein Licht, das aus der Erde strahlte, aus den Pflanzen, den Steinen, aus den Menschen, die mit mir hier draußen waren, aus mir selbst. Obwohl ich wusste, dieses Leuchten bringt die heilende Helle in die Depression, zweifelte ich, schüttelte den Kopf, legte mich hin setzte mich wieder auf, presste die Augen zu, aber das Licht verschwand nicht.

Ich erinnerte mich, als ich vor Jahren in meiner Praxis plötzlich flammende gelbe Lichter um meine Klienten sah. Natürlich wusste ich, dass Menschen davon redeten, Auralichter zu sehen, zweifelte aber an diesen Phänomenen und zog so etwas für mich schon gar nicht in Betracht. Eher noch dachte ich an erhöhten Augendruck oder an einen Hirntumor. Als ich bei einer Frau violettes Licht aus dem Scheitel hervorquellen und über ihr Gesicht hinunterströmen sah, ähnliche Lichtströme, wie ich sie nun überall um mich herum wahrnahm, entschloss ich mich zum Augenarzt zu gehen. Wir hatten uns bei beruflichen Anlässen schon einige Male getroffen. Ich schilderte ihm meine Beobachtungen und meine Befürchtungen. Nach einer ausgiebigen Untersuchung empfahl er mir freundlich, statt Kontaktlinsen eine Brille zu tragen und wenn diese Lichtphänomene weiterhin auftreten sollten, bei einem meiner Berufskollegen Rat zu suchen. Das habe ich nicht getan. Irgendwann entschloss ich mich, diese Lichter als Auraphänomene zu akzeptieren. Heute sind sie eine wichtige Informationsquelle in meiner therapeutischen Arbeit.

Die Erinnerung an dieses rettete mich. Ich legte mich wieder hin und schlief bald ein. Im Traum sah ich *Anaru,* auch sie leuchtete, ich sah sogar, wie das Licht an verschiedenen Punkten in ihrer Körpermitte zu entstehen schien, wie wenn dort kleine Feuer brennen würden.

Als ich erwachte, waren die meisten der anderen schon damit beschäftigt, sich zu verpflegen.

Noch immer fühlte ich diese strömende, vibrierende Kraft in mir, und wenn ich meine Augen schweifen ließ, sah ich trotz der Tageshelle das Leuchten der Natur um mich herum. Es war ein Licht, das nicht von außen auf die Menschen, die Steine, Pflanzen fiel, sie leuchteten aus sich heraus. Das Sonnenlicht überzog alles mit einem dichten, warmen Licht. Das Leuchten aus dem Inneren war durchsichtiger, kühler und pastellfarbener. Von da an begleitete mich die Wahrnehmung dieses Leuchtens. Ich fand mich und alles um mich wie im Inneren des Lichts.

Am selben Tag erreichten wir die mongolische Grenze. Auch bei den russischen Soldaten konnte ich das Licht, das aus ihnen herausstrahlte erkennen. Manche von ihnen waren übersät mit den dunklen Blasen. In meinen Händen spürte ich ein starkes Strömen, es schmerzte. Ich legte die Handflächen auf den Boden, das erleichterte mich. Tanja, ein Mitglied unserer Gruppe, erklärte ihnen auf Russisch, dass wir alle aus dem Westen zur Erforschung des Schamanismus nach Tuva gekommen waren. Ihr Anführer hielt nichts von Schamanismus. Aber er ließ es doch zu, dass wir für sie an diesem Platz trommelten und sangen. Zum Abschied stellten sich die Soldaten sogar in einen Kreis mit uns.

Als ich im Dorf Chandergey im Verlauf unserer schamanischen Heilarbeit für die Bewohner für die etwa zehnjährige Natascha trommelte, die sich ängstlich hinter ihrer Mutter verbarg, stiegen aus meiner Trommel wieder jene hohen schwebenden Töne auf, die ich nachts draußen in der Steppe gehört hatte. Mit ihnen strömten Lichtfäden aus der Trommel, dorthin wo im Lichtfeld dieses Mädchens dunkle, lichtlose Stellen wie Löcher aufgetaucht waren. Bei unserem Besuch in diesem Dorf im folgenden Jahr, begrüßte Natascha mich strahlend. Ihre Panikattacken, die Kopfschmerzen, die Unruhe waren nie mehr zurückgekehrt.

Diese Begegnungen mit der Kraft hinter der Finsternis, mit der *Keimkraft,* diese Erlebnisse im Inneren des Lichts mögen schwärmerisch klingen. Darum habe ich bisher darüber geschwiegen. Worte gleichen dem Lampenlicht, sie sind zu grell und zu oberflächlich, um jene Kraft zu beschreiben, die nur durch die absolute Stille der Finsternis leuchten kann, aber als Kraft der Wildnis auch lüstern, gierig, lechzend, kämpferisch, zärtlich, anschmiegend, sanft, weich, ausgelassen sein kann. In der Wildnis verschmelzen mein Leuchten und jenes der Wildnis selbst zu einer

Kraft, es gibt nicht mehr innen und außen, es gibt nur noch einen Tanz der Kraft der Wildnis. Es ist letztlich der Tanz der Kraft des Universums.

Ich war überzeugt, dass ich die Quelle der Lebenskraft gefunden hatte.

In der Depression spüren wir diese Kraft nicht mehr, und doch leuchtet sie in jedem von uns. Sie ist das eigentliche Licht der Hoffnung. Diese Kraft ist die ursprüngliche Lebenskraft, aber auch die wilde Kraft in uns und gleichzeitig die Kraft der Wildnis. In dieser Kraft sind wir eins mit der Kraft des Universums. Wir können uns diese Kraft zunutzen machen zur Heilung, die *Keimkraft* der Erde, die Kraft hinter der Finsternis, die Kraft der Wildnis.

Als ich wieder Zuhause war, sah ich wieder die Lichter um meine Klienten, aber meine Hände leuchteten nicht mehr, das Pulsieren des Lichtes hatte aufgehört. Nach monatelangen Anstrengungen und viel Hilfe von meinen *Verbündeten,* gelang es mir endlich für kurze Zeit das Pulsieren entlang meiner Wirbelsäule wieder zu spüren. Meine *Verbündeten* zeigten mir Bewegungen, die mir halfen, es zu wecken.

13. Leuchten der Kraft

Traumlicht – Licht des Werdens

Heute ist der erste Frühlingsvollmond. Der Karfreitag ist schon angebrochen. Gemäß unserer Religion ist es ein dunkler Tag des Durchganges durch den Tod.

Wenn die Erde sich, da wo ich bin, von der Sonne abgewendet hat, beginnt die Zeit des Schlafens. Wir haben uns längst vom

Diktat dieses Rhythmus befreit. Die Nacht beginnt, wenn das Fernsehprogramm zu Ende ist, wenn ich das Licht lösche. Schlafen ist der Rückzug in die Finsternis. Wir sagen, dass wir den Schlaf zur Erholung und Regeneration brauchen. Der Schlaf wird von den Wissenschaftlern intensiv untersucht. Sie sagen uns, was Schlafen ist, wie und warum wir uns im Schlaf erholen.

Ich habe versucht, mich auf mein Erlebnis des Schlafens zurückzubesinnen, auf dem Hintergrund von vielen Jahren, da ich nachts nicht regelmäßig schlafen konnte, mich nach der kurzen Schlafzeit nicht erholt fühlte, mir sogar immer wieder absichtlich den Schlaf verweigert habe, um mich am Tag einigermaßen lebendig zu fühlen. Warum sollen wir im stillen und dunklen Schlafzimmer, bedeckt mit einer schützenden Decke und mit geschlossenen Augen Kraft finden? Was ist das für eine Kraft, die da in uns erneuert wird, während wir ganz von der Außenwelt abgeschottet sind, also keine Kraft von außen zu uns kommen kann?

Depressive Menschen leiden alle unter einer Form von Schlaflosigkeit und fühlen sich nach den ein, zwei Stunden Schlaf oft wie zerschlagen. Dagmar sagte immer wieder: »Das ist kein Schlaf, das ist eher, wie wenn mir jemand mit dem Bleihammer auf den Kopf geschlagen hätte. Und dann bin ich nach zwei Stunden wieder wach, fühle mich wie gerädert und wälze mich den Rest der Nacht. Gegen Morgen döse ich dann meist wieder ein. Oft könnte ich dann schlafen, aber dann muss ich den anderen das Frühstück zubereiten.«

Keimkraft habe ich die Kraft genannt, die da des Nachts in uns erneuert wird, und Schlafen nannte ich die Rückkehr in die Wurzelzone unseres Daseins. Die *Keimkraft* ist die eine Kraftquelle im polaren Kraftfeld der Lebenskräfte. Die Neugeborenen liefern uns eine weitere Bestätigung für das Wirken dieser Keimkräfte. Sie schlafen noch während vieler Stunden des Tages. Im ersten Lebensjahr schließen wir Menschen jene Entwicklung ab, die andere Säugetiere schon in der Gebärmutter vollziehen.

Natürlich braucht das Kind auch zunehmend mehr *Wachstumskraft,* die Kraft der Sonne und der an ihr gewachsenen Nahrung. Die Sonne ist der andere Pol der Lebenskräfte. Regelmäßig kehrt sich die Erde von der Sonne ab und hüllt uns in die Dunkelheit ihres eigenen Schattens ein. Die Dunkelheit ist gleichsam die Wurzelzone unseres Lebens, und die *Keimkraft* ist die Gebärmutterkraft der Erde. Wir sind nicht so wie der Baum zeitlebens fest verwurzelt in der Erde, wir sind bewegungsfrei. In stetem Rhythmus müssen wir daher in die Wurzelzone des Lebens zurückkehren. Das ist unser nächtlicher Rückzug ins Bett, unsere Abschottung von der Außenwelt.

Die *Keimkraft* ist die in und durch die Finsternis wirkende Erneuerung der Seelenkraft. Die Ruhe ist die Zeit des Wirkens der *Keimkraft.* Im Gegensatz zur Sonnenkraft ist sie die unsichtbare Kraft, die in der Stille wirkt. Das neue Leben wirkt in der Abgeschiedenheit, wie der Samen unter der Erde keimt, das Kind in der Mutter gezeugt wird und in der Gebärmutter heranwächst. Darum vergessen wir sie, verdrängen sie immer mehr, überstrahlen die Nacht mit Kunstlicht, setzen das geschäftige Treiben des Tages während der Nacht fort. Wir haben eine Wirklichkeit der Wachstumskräfte geschaffen, eine Wirklichkeit des vor- und aufwärts strebenden Menschen auf dem Höhepunkt der Lebenskraft im mittleren Lebensdrittel. Kindheit, Jugend und Alter sind marginale Randzonen.

Die *Keimkraft* ist auch die Wandlungskraft, die Kraft des Entstehens und Vergehens von Leben, die Kraft von Leben und Tod. Das ist wahrscheinlich die tiefere Ursache unserer Angst vor der Dunkelheit: Die *Keimkraft* ist auch die Kraft des Todes. Ohne Sterben kein neues Leben. Die *Keimkraft* ist die Kraft des ewigen Kreislaufes des Lebens. Sie ist die Kraft des Schöpferischen, der Kreativität, der Intuition, des Chaos. *Wachstumskraft* hilft uns weiterzukommen.

Der Schlaf ist die nächtliche Rückkehr in die Wurzelzone des Lebens. Dort leuchtet die *Keimkraft* im Träumen auf. Für viele depressive Menschen ist Träumen eine letzte Verbindung zum Lebendigsein. Dagmar sagte immer wieder: »Träumen ist meine Rettung!« Obwohl sie sich in ihren Träumen immer wieder auf verlassenen Bahnhöfen wiederfand, allein mit einem ihr unheimlichen Mann in einem Zugabteil, oder einer Straßenbahn durch die Nacht fuhr oder in einer fremden Gegend einen Unbekannten ausfindig machen musste, um diesen um eine Erlaubnis zu bitten, für etwas, wovon sie selbst keine Ahnung hatte. Immer wieder träumte sie Variationen ihrer wachen Verlassenheit, Bedrängtheit, Ziellosigkeit.

Trotz Depressionen, die Dagmar zwangen, Medikamente zu nehmen, drängte, ja zwang sie eine Kraft ihre Traumfragmente konsequent aufzuschreiben. Unter einer ebenso konsequenten Traumarbeit in der Therapie, erzählte sie mir beim letzten Zusammentreffen den folgenden Traum:

Dagmar, ihr Mann und eine Freundin fahren mit dem Auto in die Berge zu einer Hochzeit. Die Straße ist nur schmal und noch schneebedeckt, auf der linken Seite fällt der Abhang steil ab. Dagmar fühlt sich unsicher.
Sie erreichen aber ihr Ziel wohlbehalten. Die Kirche thront auf dem Berg. Dagmar findet, diese Kirche passe nicht an jenen Ort. Weitere Hochzeitsgäste treffen ein und versammeln sich, um vor

der Kirche fotografiert zu werden. Unter ihnen ist ein Mann, von dem sich Dagmar angezogen fühlt. Schließlich nähert er sich Dagmar. Sie küssen und umarmen sich zärtlich.

Dagmar träumt sich zwar noch immer auf einem schmalen Lebenspfad, und der Ort dieser Hochzeit erscheint ihr seltsam, aber sie ist mit ihr lieben Menschen unterwegs und findet sich aufgehoben in der Hochzeitsgesellschaft, sie kann sich sogar spontan für eine liebevolle Umarmung öffnen.

In einem anderen Traum findet sie sich zusammen mit einer Freundin an einem Seminar wieder, weil ihr der Platz in der Ecke zu eng wird, steht sie ungeachtet der vielen Blicke auf und nimmt sich einen Platz an der Längsseite des Raumes gegenüber dem Zentrum.

Im Traum sucht sich Dagmar ihren Platz unter den Menschen, und sie wagt sich nun auch im Wachleben ihn zu nehmen. Sie hat vor einem halben Jahr den Wiedereinstieg in ihren früheren Beruf als Sachbearbeiterin in einer Bank geschafft, sich dort den Platz genommen, sich gegenüber einer mit ihr rivalisierenden Mitarbeiterin durchgesetzt.

Obwohl ich hier den Inhalt von Dagmars Träumen kommentiert habe, zielt unsere Art der Traumarbeit ausschließlich auf die Stärkung der Traumkraft.

Träumen ist ein Aufleuchten von Lebenskraft. Ziel der Traumarbeit ist die Intensivierung des Träumens. Dadurch wird die *Seelenglut* verstärkt, die Kraft, sich im Leben zu manifestieren, Ziele zu verfolgen, kreative Impulse zu spüren. *Seelenglut* ist die Kraft der Lebensabsicht, die Kraft der Selbstmanifestation.

Ich will hier nicht die von mir entwickelten Techniken des Traumpfades abhandeln. Dagmar und die anderen, die träumend hinter die Finsternis reisen, lernen mit allen fünf Sinnen zu träumen, kritisch-reflexiv zu denken, ihre Traumerlebnisse träumend zu einem »guten Ende« zu bringen, eine Traumlebensgeschichte mit Voraussagbarkeit der Traumthemen zu entwickeln.

Hier geht es darum, Träumen als Begegnung der Seele mit der *Keimkraft* zu verstehen. Träumen ist unsere ursprüngliche Reise hinter die Finsternis zum Wurzelgrund unseres Daseins.

Unsere Art der Traumarbeit zielt darauf ab, träumend die *Seelenglut* zu stärken. Je stärker die *Seelenglut,* desto stärker wird das Kraftfeld mit der *Keimkraft,* desto stärker wirken die Wandlungskräfte in Dagmar. Wandlungskräfte, die ihr geholfen haben, endlich jene Wandlungen zu vollziehen, die in der Depression blockiert waren. Heute ist sie eine selbstbewusste, gesellschaftlich integrierte Frau. Ihre traumatischen Erlebnisse während und nach dem Krieg hat sie mit der Technik der Erlösung der Seelenkraft und dem Träumen verarbeitet. Heute leuchtet ihre Seelenkraft aus ihr selbst.

Träumen ist unsere ursprüngliche Begegnung mit der *Keimkraft des Lebens.* Sie ist die uns angeborene Fähigkeit, hinter die Finsternis zu reisen. Wohl seit Jahrhunderten haben die abendländischen Kulturen das Träumen vernachlässigt, einseitig die Wachheit gefördert. Kindererziehung zielt einzig auf die Entwicklung innerhalb der Wachheit ab. Das Ziel aller Eltern sind aufgeweckte Kinder – nur keine Träumer.

Die hauptsächliche Methode der Wachheitserziehung ist es, Kinder einer möglichst hohen Zahl an Reizen auszusetzen, was schließlich zu einer Reizüberflutung führt und zur Reizsucht werden kann. Ich glaube, dass die Wachheit unserer Kinder, einer Hyperwachheit gleicht. Und das ist nur grob abgeschätzt an der Geschwindigkeit des Szenenwechsels in einem Fernsehfilm, der Kinder verstehend zu folgen vermögen.

Unsere vielbeschworenen früh- und vorgeschichtlichen Vorfahren würden uns als Traumwandler vorkommen. Meine Kinder beginnen sich zu langweilen, gähnen oder werden unruhig, laufen gar vom Fernseher weg, wenn wir einen Kinderfilm aus meiner Jugendzeit ansehen. Eine heutige Neuverfilmung desselben Stoffes erscheint mir hingegen hektisch. Comics sind ein Beispiel für die Anpassung an das Reizbedürfnis der Kinder. Statt langer Beschreibungen wird die Geschichte in einer schnell überblickbaren Bildfolge mit einem Minimum an Text vorangetrieben. Es ist vorstellbar, dass Drogenkonsum das einzige Mittel ist, sich der Reizüberfütterung zu entziehen und so eine scheinbare Autonomie traumartigen Erlebens zurückzugewinnen.

Die Reizüberflutung überflutet auch das Traumleben. Doch wenn die *Keimkraft* im Träumen sich ausschließlich in der Reaktivierung von Wachbildern entlädt, wirkt sie nicht stärkend, die Menschen erwachen aus solchen Träumen nicht erholt. Darum lehnen es viele Menschen ab, an der Intensivierung ihres Träumens zu arbeiten: »Ich will doch in der Nacht nicht auch noch arbeiten!«

Diese und ähnliche Argumente verraten mir, dass solche Menschen träumend die vom Wachen anstehende Reizverarbeitung fortsetzen. Das ist übrigens eine der Begründungen, welche die Psychologie fürs Träumen liefert: Abreaktion des Gehirns, damit das Bewusstsein – natürlich das Wachbewusstsein – wieder fit ist für die nächste Reizüberflutung.

Die Traumexperten unter den Psychologen sind allesamt der Ansicht, dass Träume hauptsächlich aus dem Repertoire des Wachlebens genährt werden, unseres eigenen und dessen unserer Vorfahren, aus sogenannten Tagesresten und »archetypischen« Lebensthemen. Sie behaupten auch, dass in den Träumen, die aus dem Wachbewusstsein verdrängten Triebe, Wünsche und Charakteranteile zur Darstellung kommen. Diese Ansicht gründet in einem verständlichen Irrtum.

Sigmund Freud hat eine Mechanik des Träumens entwickelt. Es sind nun bald hundert Jahre seit dem Erscheinen seines Buches »*Traumdeutung*« vergangen. Noch immer stützen sich die Psychologen auf Freud ab, seine Phasen sind kaum hinterfragt worden. Freud hat Träumen aus der Sicht des Wachbewusstseins beschrieben. Wir träumen nur verzerrt, bruchstückhaft und bizarr. Warum hat Freud nicht geschrieben: »Eltern, lehrt die Kinder träumen!?« Freud hat wahrscheinlich nie daran geglaubt, dass man Träumen lernen kann und so glauben auch die heutigen Traumforscher nicht daran.

Träumen wird nicht als eigenständiger Bewusstseinszustand anerkannt, weil uns eine für alle erfahrbare Traumwirklichkeit fehlt. Jeder, jede träumt für sich ganz allein, und dieses Träumen hat für die materielle Wachwirklichkeit keine Bewandtnis. Wir haben weder eine gemeinsame Traumwirklichkeit, noch können wir uns in den Träumen begegnen, sodass alle von der Begegnung wissen und wissen, dass diese Begegnung in der Traumwirklichkeit stattfindet.

Ich brauchte Jahre – nachdem ich wieder schlafen und träumen konnte –, die eigenständige Ausdrucksform des Träumens zu erleben und zu erkennen. In unserer Zivilisation fehlen Kultur und Tradition des Träumens. Wir haben kein Bewusstsein für die »Sprache des Träumens« entwickelt. Den meisten scheint dies auch nicht wichtig, das Wachbewusstsein genügt zur Selbstverwirklichung in der Alltagswirklichkeit. Außerdem spielt sich Träumen ohne unser Zutun weit weg von der gemeinsamen Wirklichkeit in den Tiefen unseres Inneren ab. Es gibt keine gemeinsamen Traumwirklichkeiten.

Träumen ist der Tanz unserer *Seelenglut* mit der *Keimkraft* des Universums im Wurzelgrund unseres Daseins. Der Tanz dieser beiden Lebenskräfte hat seine eigene Ausdrucksform. Die Leuchtkraft meiner Seele verbindet sich mit der Erde. Im Träumen treffen und verbinden sich wieder diese beiden Pole. Daher bringen sie ureigene Formen, Gestalten, Kreationen hervor. Mit meinem Bewusstsein in diesem Tanz einzustimmen, ist nicht nur eines der tiefsten Daseinserlebnisse, die mich mit einer Fülle an Lebenskraft versorgen, sondern auch eine Quelle von Wissen.

Die große Herausforderung des Träumens: Es ist nicht in zehn Feierabendlektionen gelernt, es ist eine lebenslange Übung. Träumen ist eine Lebenshaltung. Aber es gibt eine Zeit, da wirkt Träumen wie fortgeschrittene Meditation, indem die Sorge ums Träumen uns von den Verhaftungen, Gelüsten und Süchten des Alltagslebens zurückhält. Die ins Träumen eindringenden Wachreste zeigen mir meine Verhaftungen, meine Tendenzen mich auszuliefern, ungeschützt zu sein, mich hinreißen zu lassen, mich aufzugeben, meine Ziele zu vergessen, gegen meine Entwicklung zu arbeiten. Es ist nicht mehr so, dass ich meine Träume nach der Bedeutung für mein Wachdasein absuche, sondern mein Wachdasein auf ein erfüllendes, harmonisches und wachstumsförderndes Träumen ausrichte. Ein Träumen, das nicht dem Gehenlassen, der Zügellosigkeit, der Hedonie anheimfällt, sondern ein Träumen, das der spirituellen Entwicklung, dem Pfad der Erleuchtung förderlich ist.

Wahrscheinlich ist es nicht das Wesen der Traumkräfte, sich in einer dichten, harten, schweren Wirklichkeit zu manifestieren, wie dies die Wachstumskräfte tun. Es mag dem Wesen der Traumkräfte eigen sein, schwebend, wandelbar zu sein, wie sonst könnten sie immer Neues hervorbringen. Die *Keimkraft des Lebens* ist eine Schwellenkraft, wenn wir sie als Aufleuchten der Träume antreffen, dann werden wir Zeugen der Transformation der Kraft in Wirklichkeit.

Träumen ist eine Grenzerfahrung, eine zarte wie die Zeugung neuen Lebens, ein in seiner Zartheit aber gewaltiges Ereignis. Unser Sein wird zur Existenz zum Dasein. Im Träumen werden wir aus der Kraft zur Wirklichkeit. Träumen bringt uns ins Dasein.

Jenseitslicht – Licht der Wandlung

Träumen ist nicht die einzige Begegnung mit dem Leuchten der *Keimkraft.* Ich glaube, dass das Auftauchen jenes hellen Lichtes während meiner letzten Depressionen eine weitere Art der Begegnung mit dem Leuchten der *Keimkraft* gewesen ist. Die Nahtod-Erfahrung brachte mich zur *Keimkraft des Lebens.* Ich steckte im Dezember vor einem Jahr nicht nur in einer tiefen Depression, sondern war zweimal dem Tod nahe, als mein Atem aussetzte.

Krankheit, Tod, Verlust treten nicht nach den Regeln von Logik und Vernunft in unser Leben, alle existenziellen Herausforderungen erfassen uns unverhofft. Sie folgen Gesetzmäßigkeiten der Kraft des Universums. Auch alle meine früheren Depressionen folgten jenen Gesetzmäßigkeiten. Heute glaube ich, dass sie Herausforderung und Aufforderung zur Wandlung sind.

Wenn Wandlung nicht einfach Entwicklung, Hinzufügen von Neuem ist, sondern Verwandlung, d.h. für uns Menschen Wesenswandlung, dann hat es immer den Charakter des Unvorhersehbaren. Häufig wird für diese Art Wandlung der Vergleich mit der Häutung der Schlange, der Metamorphose »Raupe-zu-Schmetterling« herangezogen. Ich habe mich in jener Depressions- und Krankheitszeit nicht einfach wie vor der Erfüllung eines biologischen Planes gefühlt.

Angst und Verunsicherung waren so groß, weil der Augenblick der Wandlung unvorhersehbar ist. Hier versagt das Bewusstsein. Wir Menschen sind Schwellenwesen, jeden Augenblick an der Schwelle zwischen körperlich-materialisierter Wirklichkeit und jener als Licht- als Seelenwesen.

Ich spürte nur während vieler Wochen, dass ein Wandel ansteht, eine Konfrontation mit der Wandlungskraft, die direkter und heftiger verlaufen würde als die nächtlichen Begegnungen im Traum. Auch meine *Verbündeten* wiesen mich immer wieder darauf hin, aber ich wusste nicht, wann und in welcher Art diese Begegnung stattfinden würde. Viele Menschen haben Vorahnungen, auch wenn sie keinen Kontakt zu Geistern pflegen.

Diese Phase der Ahnungen, der Verunsicherung, der Unruhe, ist die Initialphase eines immer wieder beobachtbaren typischen Wandlungsverlaufs. Darauf folgt die Phase des Zusammenbruchs der alten Struktur, das Chaos, die Krankheit, der Tod. Nach dieser Phase der eigentlichen Wandlung beginnt die Neustrukturierung, der Aufbau, das Werden des Neuen, die Wiedergeburt und die Reintegration, das Einfinden in ein neues Leben und in eine verändert erlebte Wirklichkeit.

Auf dem Höhepunkt oder Tiefpunkt der Krankheit hat meine Atmung ausgesetzt, nach einer Zeit starker Schmerzen, erlebte ich mich körperlos, ausdehnungslos. Das helle Licht des Jenseits kam auf mich zu. Wir näherten uns sehr schnell, das Licht stand vor mir, oder ich vor dem Licht, eine unermessliche Wand oder Öffnung, gleich würde ich eintauchen.

Da ein Stoß, ein stechender Schmerz, ein kurzes schnappendes Einatmen. Da war wieder mein Körper. Er atmete wieder, noch stoßweise und oberflächlich, aber er atmete. Allmählich spürte ich auch meinen schmerzenden, fiebergeschwächten, feuchten Körper wieder und nahm Monika an meiner Seite wahr, sie schlief. Gleichzeitig war eine seltene Gelassenheit in mir. Ich wusste, dass es nicht an mir lag, zu entscheiden, wo ich war. Als drei Nächte später erneut der Einatem-Reflex wegblieb, nichts mehr geschah, da stieg eine Sehnsucht nach dem Licht auf, der Wunsch hindurchzugehen. Es war einfach, den Körper zu verlassen. Das Licht war schneller da, und doch hatte ich irgendwie mehr Zeit. Ich nahm das Licht wie einen meiner *Verbündeten* wahr. Manuel und Eliane, meine Kinder, tauchten auf, das Schuldgefühl, sie sehr oft allein gelassen zu haben. Die Gewissheit, Monika ist für sie da. Dann verlor ich das Bewusstsein. Als ich wieder bewusst war, lag ich im Bett. Mein zweites Leben hatte begonnen. Ich war darüber weder glücklich noch traurig, es war einfach so.

Diese Gelassenheit ist geblieben, und es ist keine Gleichgültigkeit. Ich fühle das Licht der Wandlung mir stets nahe und vertraut, wie das Leben auch. Vielleicht bin ich noch immer in derselben Zwischenwelt wie während der Depressionen, aber die Blockierung ist weg, das Gefühl, meine Depressionen verbergen zu müssen. Es gibt nichts mehr zu verheimlichen, aber auch nichts mehr zu erwarten. Ich fühle mich den Menschen verbundener, aber gleichzeitig auch den Elementarkräften, dem Wasser, dem Feuer, der Luft und der Erde näher. Es ist, wie wenn die Zwischenwelt, das dunkle Verlies der Depressionen, das sich durch den Schamanismus zum Tunnel ans Licht geöffnet hat, nun zum Augenblick des Jetzt gewandelt hätte. Die Zwischenwelt ist von der erdhaften Räumlichkeit zum ausdehnungslosen Augenblick des unmittelbaren Seins geworden.

Alle, die dem Tod entgegengegangen sind, sind am Übergang einem intensiven hellen Licht begegnet. Davon zeugen die Berichte von Sterbe- und Nahtod-Erlebnissen in den Büchern von Elisabeth Kübler-Ross und Raymond Moody und nachfolgender Forscher.

Aus meiner Sicht ist dieses Licht das Aufleuchten der Wandlungskraft, der *Keimkraft* des Universums. Seine Intensität und Helle entspricht der Kraft, die diese totale Wandlung, das diesseitige Vergehen und jenseitige Geborenwerden begleitet. Es ist die Kraft, welche den Übergang von der materiellen in die uns verborgene immaterielle oder spirituelle Welt, ins Universum leistet.

Erst außerhalb des materiellen Daseins zeigt sich dieses Licht in seiner wirklichen Stärke, wenn wir nicht mehr mit den geblendeten Augen sehen. Die Erfahrung des Lichts nimmt auch in den Religionen eine zentrale Bedeutung ein, mit entsprechender Auslegung dieser Erfahrung. Hier in diesem Buch liegt der Fokus auf der Suche nach Lebenskraft. Darum steht dem Menschen nicht Gott als Quelle dieser Kraft gegenüber. Wir finden die Kraft im

Lebensraum des Menschen zwischen Erde und Sonne als *Keim-kraft* und als *Wachstumskraft* des Lebens. Wir finden das Licht der Wandlungskraft auch in der Seele.

Sie ist die *Seelenglut,* die Kraft der Absicht, die Kraft der momentanen Selbstmanifestation und der Ausrichtung auf die Zukunft, die Kraft der Intentionalität. In der Depression ist die *Seelenglut* schwach, wir vermögen uns weder im Augenblick dem Leben zu stellen, noch unser Leben in die Zukunft zu entwerfen. Dadurch verliert das Leben an Sinn, die Welt an Bedeutung.

Jede Begegnung mit der Wandlungskraft ist einmalig, intim und unausweichlich. Leben ist Wandlung. Obwohl sie individuell und unausweichlich ist, brauchen wir gemeinsame Rituale der Wandlung. Doch fehlen in unserer Zivilisation Tradition und Kultur des Wandels. Uns fehlt sogar eine Sprache, darüber zu kommunizieren. Dafür haben wir die Todesverdrängung in allen Details institutionalisiert und instrumentalisiert. Weite Teile der Wissenschaft, der Medizin, der Politik und der Wirtschaft sind mit Themen wie Sicherheit, Versicherung, Schutz, Wachstum und Fortschritt beschäftigt. Auch hier zeigt sich wieder, dass gesellschaftliches Bewusstsein einseitig auf die Seite der *Wachstums-kraft* ausgerichtet ist.

Wandlungskraft der Depression

Depressive Menschen stehen vor einem solchen Wandel, verhindern ihn aus Angst vor dem Verlust des Alten und vor dem Ungewissen des Neuen. Sie müssen die Wandlung aber auch blockieren, weil sie von der Gemeinschaft dabei nicht unterstützt werden, sie aber rat- und hilflos daneben steht oder sich gar abwendet aus Unwissen, Hilflosigkeit, Verständnis- und Sprachlosigkeit. Weil keine Rituale verfügbar sind, um Wandlung zu praktizieren, außer eben in Krankheit, Unfällen, Katastrophen.

Aus dieser Sicht ist die therapeutische Hilfe an einen Depressiven zu überdenken. Neben dem Versuch, ihn in die Helle des Alltags zurückzuziehen und ihn chemisch und psychologisch dort zu fesseln, anzubinden, sollten wir ihm helfen mit der Wandlungskraft, der *Keimkraft des Lebens* in Berührung zu kommen. Wir sollten ihm helfen, hinter die Finsternis zu reisen.

Depressive Menschen ans helle Zivilisationslicht zu ziehen, den Wachstumskräften auszusetzen, hat in der Vergangenheit nicht die gewünschten Erfolge gebracht. Depressive erleben das Ausgesetztsein an die Helle, die Betriebsamkeit, die Lebensfreude häufig mehr als Belastung, denn als Stärkung.

Depressive Menschen brauchen Begleitung durch die eigene Wandlung. Sie brauchen Begleitung auf dem Weg hinter die Finsternis ans Licht der *Keimkraft des Lebens,* um die *Seelenglut* zu stärken.

Eine Möglichkeit der Begleitung habe ich für mich selbst in der Technik der schamanischen Reise gefunden. Sie scheint sich auch bei anderen depressiven Menschen zu bewähren, ohne dass das Praktizieren des schamanischen Reisens die intensive Auseinandersetzung mit dem Schamanismus erfordert.

Heute wird im Zusammenhang mit der blockierten oder fehlgeleiteten Wandlung viel von der Bewältigung von spirituellen Krisen gesprochen. Ich will da bescheidener bleiben. Hier geht es zunächst um verhinderte Wandlungen in der Alltagswirklichkeit.

So habe ich bei Pascal, einem erfolgreichen Kleinunternehmer, zwei tiefe Depressionen im Abstand von zehn Jahren miterlebt, in Lebenssituationen, die von Pascal eine Neuorientierung erforderten, die er aber jahrelang hinausschob. Bei der ersten Depression war er Anfang 30 und unterhielt seit Jahren zwei Paarbeziehungen und zwei Wohnungen, weil er sich von seiner früheren Partnerin nicht lösen konnte. Er pendelte ruhelos hin und her, im Versuch beiden Partnerinnen gerecht zu werden, unfähig sich einzugestehen, dass alle dabei leer ausgehen.

Sein oberstes Ziel war: Enttäusche nie eine Frau. Dies hatte ihm seine Mutter eingeschärft, nachdem Pascals Vater sie verlassen hatte. Pascals Wandlung war, seinen eigenen Gefühlen zu folgen. Für ihn öffnete sich in allen Lebensbereichen eine neue Welt, als er begann aus seinen eigenen Bedürfnissen heraus zu leben. Aber als eine berufliche Veränderung anstand, weil die bisherige Tätigkeit ihn nicht mehr herausforderte, gehorchte er wieder der inneren Stimme seiner Mutter und klammerte sich an seine Arbeit. Sie war zur freudlosen Routine geworden, die ihm zwar noch immer genügend Verdienst einbrachte, daher wagte er nicht, sie aufzugeben. Aber es kostete ihn jeden Morgen mehr Anstrengung, sich zusammenzureißen und an die Arbeit zu gehen, natürlich merkten dies auch seine Kunden.

Aus Angst vor der ungewissen Zukunft, vor finanzieller Unsicherheit und vor allem, weil Pascal keine Veränderungsstrategie außer der Depression hatte, blieb er morgens immer länger liegen, geschüttelt von Panikattacken. Natürlich erhielt Pascal Soforthilfe.

Eine eigentliche Entlastung aber erlebte er erst, als er diese Depression als erneute Wandlungsaufforderung, respektive als Aufforderung, den Wandlungsprozess geschehen zu lassen und aktiv zu unterstützen, annehmen konnte. Die größte Herausforderung aber war für ihn, ein Gefühl und ein Vertrauen zu seiner *Seelenglut* zu entwickeln, dass aus seinem Inneren plötzlich Ideen und Vorstellungen auftauchen könnten, wie er seine berufliche Zukunft gestalten könnte. Er hatte nie auf sein Inneres gehört, glaubte somit nicht daran, dass da plötzlich neue Ideen, Wünsche, Fähigkeiten auftauchen könnten. Pascal vertraute nicht auf seine *Seelenglut*. Ihre angestaute Kraft verbrannte in heftigen Panikattacken.

Beziehungen, Beruf und Verwurzelung an einem Ort auf dieser Welt sind die drei existenziellen Verwirklichungen im Dasein. Werden die im Entwicklungsprozess des Lebens anstehenden Wandlungen nicht vollzogen, steckt in diesen ein hohes Depressionspotenzial. Genau in diesen drei Standbeinen unserer Verwirklichung gebietet unsere gesellschaftliche Norm Beständigkeit. Zu einer neuen beruflichen Selbstverwirklichung durch noch zu entdeckende Fähigkeiten müssen wir im Allgemeinen von außen gezwungen werden, z. B. durch die Wirtschaftslage.

Wesensverwandlung verändert aber gerade diese Grundfesten des Lebens. Wenn die Selbstrealisation in einer Beziehung nicht oder nicht mehr möglich ist, sollten wir uns in gegenseitiger Dankbarkeit für den gemeinsam zurückgelegten Entwicklungsweg aus der engen Lebensgemeinschaft verabschieden können. Esther und Melanie mussten Scheidungen durchstehen, um in ihrer *Seelenglut* erstarken zu können.

Die *Seelenglut* erstickt unter der Decke eines festgefahrenen Daseins. Es können sich keine neue Initiativen, Zukunftsvorstellungen bilden.

Erst Monate nach meiner Rückkehr aus Sibirien erinnerte ich mich, dass ich die *Seelenglut* von Kyrgyz, Saryglar, Oleg, Salük Ool, Oorchak und den beiden Schamaninnen Ay Churek und Nadia gesehen hatte. Keiner der Schamanen hat je darüber gesprochen. Dafür gibt es keine Worte. Ich will es trotzdem versuchen: Die Schamanen vollbringen jede ihrer Handlungen so, als ob sie damit dem Tod einen letzten Augenblick Leben abringen würden, aber sie tun dies in großer Hingabe und Gelassenheit. Immer geht es um Alles oder Nichts, um Leben und Tod. So reichen sie die Hand, so essen sie, so heilen sie ihre Leute. Sie geben immer alles und sind immer alles. Nichts von einem inneren Konflikt, kein Wenn-Dann, kein Ja-Aber, kein Eigentlich und kein Vielleicht.

Sie sind identisch mit ihrer Handlung, sie sind ihre Handlung selbst. Jede Handlung könnte die letzte sein, danach könnte der Tod sie anfassen. Aber sie handeln weiter mit der Kraft ihrer *Seelenglut.*

Wahrscheinlich ist es dieselbe Kraft, die Carlos Castaneda »Absicht« nannte. Aber in der deutschen Sprache schwingen im Wort Absicht zwiespältige Bedeutungen mit So können wir mit bösen Absichten auf jemanden zugehen. *Seelenglut* ist aber reine, tiefe Seelenkraft, Kraft aus dem Innersten der Seele.

Die *Seelenglut* führt die sibirischen Schamaninnen und Schamanen zu ihren *Verbündeten,* zum Geist des weißen und schwarzen Jenissei, des großen Flusses, der Steppe, der großen Wälder der Mongun-Taiga, der schneebedeckten Berggipfel des Altai-Gebirges. Sie weckt in den Schamaninnen und Schamanen die Kraft des Bären und des Wolfes, des Adlers und des Jaks. Die *Seelen-glut* trägt sie zu den Seelen ihrer Ahnen, sie ist die Kraft der zeit-losen Weisheit.

Seelenglut ist jene Kraft, die dem Schamanen hilft, sein Ego auf-zuopfern, seine Seelenreise ins Jenseits anzutreten und wiederzu-kommen mit der Heilkraft und dem Wissen für seine Klienten.

Die *Seelenglut* führt die Schamanen zur Heilkraft. Sie erleuchtet ihnen den Weg durch die Finsternis zur *Keimkraft des Lebens*. Die Kraft aus der Wurzelzone des Lebens ist die Heilkraft der Scha-manen, die Schamanenkraft. Sie ist auch die Kraft, die aus der Krankheit neues Leben keimen lässt und die Kraft der Wandlung.

Seelenglut ist die Kraft meines Herzschlags und meines Atems, je-der Faser meines Körpers, die unerschütterlich und ergeben auf ihr Ziel hinstreben, nämlich mich leben und irgendwann sterben zu lassen. Sie ist die Kraft, die mein Bewusstsein läutert, alle wi-derstreitenden Stimmen in mir zum Schweigen bringt.

Sie ist auch jene Kraft, die mein Ich auflöst und mich zur Kraft des Universums werden lässt. Die *Seelenglut* ist gleichzeitig das Licht in der Dunkelheit, das mich zur Quelle der Lebenskraft, zur *Keimkraft* führt.

In der Depression ist die *Seelenglut* zugedeckt unter der Asche von Forderungen und Versagen, Geboten und Verboten, Anpas-sung und Rücksichten, Wertungen und Entwertungen. Und was an *Seelenglut* noch durchschimmert, verbrenne ich dabei, die Herausforderungen des Alltags zu bestehen, nur um daran im-mer wieder zu scheitern. Alle wollen mich mit letzter Kraft ans Licht zurückziehen. Weil wir nur die *Wachstumskraft* der Sonne kennen.

Es war, wie wenn das, was die Schamanen mich lehrten, als Erinnerung in meinen Knochen erwachte. Mir wurde bewusst, dass seit meiner ersten Depression das Tor zur Finsternis offen stand. Aber ich war nie weiter als in die Umnachtung gekommen und dort wie betäubt herumgeirrt. Die unerschütterliche Absicht der Schamanen, in die andere Wirklichkeit zu kommen, hatte mir gefehlt: die *Seelenglut,* die wirkliche Schamanenkraft.

Meine *Seelenglut* war zugeschüttet unter Glaubensvorstellungen, Lehrsätzen, Geboten und Verboten der Eltern, Lehrer, Vorgesetzten, vor allem ihrer Doktrin, dass es nur eine Welt, nur ein Universum gebe, das der Taghelle, der objektiven Wissenschaften. Dabei ist objektiv nur das, was angeleuchtet, sichtbar gemacht werden kann. Der Arzt macht jede Krankheit objektiv, indem er sie sichtbar macht. Wenn er von ihr ein Abbild herstellen kann, und sei es nur das Auswertungsblatt einer Laboranalyse, dann ist für ihn die Krankheit wirklich. Mein Mangel an Lebenskraft, an der *Keimkraft des Lebens,* an *Seelenglut* kann man nicht abbilden.

Die Seelenglut der Kinder

Während der Rekapitulation der Begegnung mit den tuvinischen Schamanen tauchten plötzlich noch zwei Lehrer der *Seelenglut* auf: Manuel und Eliane, unsere beiden Kindern. Da wälzten sie sich am Boden, ineinander verkeilt, und stritten – mit totaler Hingabe, Inbrunst. Und genauso total war ihre Versöhnung, ihr gemeinsames Spiel hinterher. Sie waren ganz Spiel und nichts weiter, da war keine andere Welt mehr um sie.

Aus ihnen strahlte noch die ganze *Seelenglut,* wenn sie einen Wunsch vorbrachten, wenn sie ihre eigenen Liedern sangen, wenn sie lachten, weinten und stritten. In ihnen erlebte ich die *Seelenglut* als reine Absicht, der Absicht auf Leben und Tod, der totalen Identität von Seele, Körper, Wahrnehmung, Bewusstsein, Wirklichkeit.

Manuel war sieben, Eliane fünf. Da lag schon die Asche von Konflikten auf ihrer *Seelenglut,* der Zwang, Forderungen zu erfüllen von uns Eltern, der Lehrer, Anpassungen an Normen und Gebote zu leisten. Beklemmende Gefühle beschlichen mich.

Manuel und Eliane haben mir den Wandel der *Seelenglut* klargemacht, als sie einfach aus sich heraus nach Nahrung schrien – bis jetzt, da Manuel sagen konnte: »Das ist mein Lastwagen, und das ist deine blöde Puppe«, und auch gleich noch auf sie trat. Was Eliane veranlasste, sich in ihr Zimmer zurückzuziehen und die Türe mit einem Stuhl abzusperren. Ihre Welt war schon zu einer Besitzwelt geworden, mit Ansätzen zu einem Geschlechterkampf.

Sie sind die einzigen Menschen, die mich mitverfolgen ließen, wie sie im Spiel ihrer Hände gleichzeitig ganz Körper, ganz Seele, ganz Hingabe, ganz Wahrnehmen, sich selbst waren. Sie haben mich miterleben lassen, wie ihre Laute sich von Selbstmanifestation zur bedeutenden Sprache wandelte. Sie haben mich gelehrt, im Grunde des Sprechens den Gesang ihrer Selbstmanifestation, ihrer *Seelenglut* zu hören. Ich habe gelernt, dass die Bedeutung der Mitteilung, der Inhalt, die Sinn-Kommunikation die schwächste Kraft in der tönenden und hörenden Daseinsverwirklichung eines Menschen ist. Sie haben meine Ohren gelehrt, die Kraft des Schamanengesanges zu hören. Ich habe begriffen, dass Schamanen nicht Bedeutung kommunizieren, es gibt eigentlich keinen über den Augenblick des Singens, der Kraft hinausgehenden Sinn des Schamanengesanges.

Wir Außenstehenden legen diesen Sinn nachträglich hinein und verpassen die unmittelbare Berührung der Kraft im Augenblick des Gesanges. Der Schamane singt seine *Seelenglut,* um sie zu verschmelzen mit der Kraft des Universums.

Manuel und Eliane haben mich tagtäglich schmerzlich erfahren lassen, dass Erziehung die Arbeit ist, einen Keil zu treiben zwischen sie und ihre ursprüngliche Wirklichkeit des Eins-Seins mit dem Universum. Erziehung zielt darauf ab, die Kinder in unserer zivilisierten psycho-sozio-ökonomischen Wirklichkeit, eben unserer Alltagswirklichkeit zu verankern.

Auf eine viel brutalere Weise als bei der Geburt mussten wir Eltern ihre Vertreibung aus der Alleinheit des Universums weiterführen. Ich musste sie lehren, mit Spielzeug zu spielen, die Miniaturisierungen unserer Erwachsenenwelt sind: Autos, Bagger, Staubsauger.

Wahrscheinlich haben Manuel und Eliane meinen Konflikt gespürt und die gekauften Spielzeuge kaum beachtet und mit Steinen, Ästen, Pflanzen und Tieren gespielt. Zwischen ihre unmittelbare Welterfahrung musste ich als Vater die Welt der sozialisierten Werte und Normen, die Geräte der technisch-materiellen Welt dazwischenschieben. Bei jedem Essen musste ich sie lehren, mit Werkzeug zu essen, musste sie lehren, stolz zu sein, die Gabel in den Mund schieben zu können, statt sie das Essen mit Fingern und Händen erfahren zu lassen.

Unter den Schichten meines Alltagsbewusstseins habe ich in Sibirien zwei wichtige Erfahrungen freigelegt. Die Rückkehr in die Frühschichten meines Bewusstseins und die *Seelenglut.*

Seelenglut des Leidens

Die *Seelenglut* ist die Kraft, die unser Bewusstsein und unsere Seele durch die weglose Finsternis zum Licht führt. Sie erhellt die *Nichtalltägliche Wirklichkeit*. Warum erstickt die *Seelenglut,* die wir mit den psychologischen Begriffen Initiative, Motivation oder Streben umschreiben können – während der Depression bis zu einem armseligen Glimmen?

Eine weitere Erfahrung der *Seelenglut* ist das Krank*sein* – nicht die Krank*heit*. Letztere ist die Wirkung schädlicher Eindringlinge in meinen Körper oder eines Mangels von lebenswichtigen Stoffen, oder einer genetischen Fehlfunktion. Doch das Kranksein ist der Versuch des Körpers, gegen die Wirkkräfte der Krankheit das Leben zu verteidigen. Diese Kraft, sich gegen die Krankheit zur Wehr zu setzen, gesund zu werden, ist die *Seelenglut*. Sie zeigt sich als unbedingte Absicht zu leben, schließlich aber auch zu sterben. Sterben ist ein Akt der *Seelenglut,* sie befreit sich selbst aus ihrer materiellen Erscheinungsweise.

Die Lebensprozesse in jeder unserer Zellen, in allen unseren Organen, dieses unbedingte Wirken der Lebenskraft in und durch uns als stoffliche Wesen, ist Ausdruck der *Seelenglut*. Irgendwann erwärmt die *Seelenglut* unseren materiellen Körper nicht mehr, und er erkaltet. Die *Seelenglut* glüht nur noch in der Sonne unserer Seele. Jenes helle Licht, das uns bei der Begegnung mit dem Tod so blendet.

Seelenglut ist die Kraft, die uns durch alle Grenzerfahrungen trägt, ungeahnte Kraftquellen aus uns hervorbrechen lässt, uns vor dem Absturz rettet, uns zur Flucht verhilft, die Wunden von Verlust, Schmähung, Verstoßenwerden heilt. Bei der Geburt, der

Entwicklung der Kinder, im Kranksein, in Grenzerfahrungen leuchtet die *Seelenglut* auf. Jede existenzielle Herausforderung ist eine Begegnung mit der *Seelenglut*. Im Grunde müssen wir nicht zu den Schamanen reisen, die Schamanenkraft ist in uns.

Die Schamanenkraft ist die von der *Keimkraft des Lebens* genährte *Seelenglut*. Sie leuchtet als Kraft aus jedem Lachen, allen spontanen, intuitiven Handlungen. Sie tanzt uns, sie singt uns, sie weint mit uns, sie bringt den Gedankenblitz zum Leuchten. Ihre Kraft verändert die Welt in der Verliebtheit. Sie ist die Kraft der Leidenschaft und der Ekstase. Sie löst uns aus den engen Grenzen unseres Ichs, erlöst uns in die Einheit des Augenblicks und des Universums.

Der Überbau unseres zivilisierten Alltagslebens liegt wie eine dicke Ascheschicht über unserer *Seelenglut*, die wir höchstens noch als Lauheit in uns gewahren. Luxus, Vergnügen, Verreisen, Extremsport soll als Brennstoff das Feuer in uns wieder zum Lodern bringen.

Depression ist die schmerzliche Erfahrung der abgekühlten *Seelenglut*. Aber sie ist auch ein Weg zurück zur Kraft, die die *Seelenglut* nährt.

Sie ist die schamanische Reise. In der Depression bin ich wie die Schamanen seit Jahrtausenden auf der Reise zum Licht hinter der Finsternis. Doch erst von den Schamanen erfuhr ich von der nötigen Absicht, von der erforderlichen *Seelenglut*, das Licht hinter der Finsternis zu erreichen.

Bisher hatte ich Lichtwahrnehmungen als Fantasiegebilde abgetan, oder sie als Vorboten des Todes interpretiert. Würde mein jüngerer Bruder noch leben, hätte er von den Praktiken der Schamanen gewusst?

Für die Schamanen der Vorzeit endete die Schamanenkrankheit mit der Initiation. Nach ihrer Rückkehr vom anderen Ende der Finsternis achtete sie ihre Gemeinschaft als Grenzgänger zwischen den Welten, als Vermittler von Heilkraft, als Boten des Wissens. Wir zivilisierte Menschen können an der Finsternis nur immer wieder scheitern. Unsere Zivilisation kennt weder diese Form der Initiation, noch wird die Existenz einer *Nichtalltäglichen Wirklichkeit* akzeptiert. Wer Eindrücke anderer Welten kundtut, wird als Psychotiker, Schizophrener diagnostiziert. Depressive gelten als chronisch Kranke. Oft wird die psychiatrische Klinik zu ihrer *Nichtalltäglichen Wirklichkeit*.

V
Spiegelungen

14. Drei Wege zur Heilung

Ich bin der herkömmlichen Behandlung meiner Depressionen immer ausgewichen. Nach den ersten Erfahrungen mit Medikamenten zwischen 16 und 20 fürchtete ich, für immer zu jener Gruppe Menschen zu gehören, die abgestempelt sind, an einem psychischen Defekt zu leiden. Ich klammerte mich an die Hoffnung, hinter dieser unseligen Neigung verberge sich ein Geheimnis. Heute weiß ich, dass ich nach der Wandlungskraft suchte. Jede Krankheit hat zwei Aspekte. Sie ist einerseits ein Defekt, andererseits steckt im Zusammenbruch der gewohnten Art der Selbstverwirklichung die Chance einer Wandlung, einer tiefgreifenden Wandlung meines Wesens. Heilung kann ich auch finden, wenn ich die Metamorphose durchstehe, statt eine Reparatur des Defekts zu versuchen.

Bis heute habe ich den Eindruck, dass die Behandlungsmethoden der Medizin und der Psychologie eher auf die Wiederherstellung des früheren Zustandes abzielen, statt Unterstützung beim Durchstehen des Transformationsprozesses zu gewähren. Antidepressiva sollen die depressive Stimmung aufhellen, den Antrieb steigern. Die psychotherapeutische Aufarbeitung von psychischen Belastungen verfolgt dasselbe Ziel. Das Krankheits- und Menschenverständnis der Medizin und der Psychologie gebietet dem Arzt und dem Psychotherapeuten, den depressiven Menschen so schnell wie möglich von der Qual der Depressionen zu befreien und ihn in die alte Umgebung zu reintegrieren.

Depression als Wandlung, das würde ja bedeuten, den leidenden Menschen krank sein zu lassen, mit ihm oder ihr durch die Krankheit hindurchzugehen. Der Therapeut als Begleiter. In der Medizin und der Psychologie fehlen Wandlungskonzepte weitgehend. Ich musste demnach ein neues Verständnis der Depression wie auch der Behandlung erarbeiten.

Die medizinischen und psychologischen Modelle der Depression gehen zwar auch von einem Vitalitätsmangel aus, sie haben aber kaum eigene Vorstellungen über die Dynamik der Kraft zwischen Mensch und der Welt entwickelt. Ebenso wird der Umweltrückzug als Kernsymptom der Depression festgestellt, aber weder gezeigt, wie sich der Mensch in Einheit mit der Welt verwirklicht noch eine Wirklichkeitsauffassung erarbeitet, die überhaupt einen Rückzug ermöglicht.

Meine *Verbündeten* haben mir das Universum als Kraftfeld gezeigt. Wir selbst, die Erde und alles, was ist, sind Verdichtungen der universellen Kraft. Wir sind Kraftpole, die sich nicht polar aufheben wie etwa der physikalische Nord- und Südpol, aber durch Kraftfelder miteinander verbunden sind.

Die vier Elemente offenbaren sich mir als Schwellenkräfte. Jedes bringt die Kraft des Universums auf die ihm eigene Weise zur Wirkung. Unsere Zivilisation ist stark der Erdkraft verhaftet. Wir versuchen alles als materiellen Gegenstand wahrzunehmen. Wenn wir uns für das Feuer als verwirklichende Elementarkraft öffnen, gewahren wir das Leuchten der Gegenstände und Körper, unsere eigene Ausstrahlung. Wir gewahren aber auch, dass wir Menschen unsere Lebenskraft aus zwei Quellen nähren, aus der Sonne und der Erde. In der Finsternis der Erde leuchtet die Wurzel- oder *Keimkraft des Lebens*.

Aus der Sicht der Elementarkraft Feuer ist auch die Seele selbst nicht länger ein imaginärer Festkörper im Inneren des physischen Körpers. Sie erscheint als leuchtender Kraftpol. Sie ist die leuchtende Essenz der Lebenskraft, die Kraft unserer Ausstrahlung. In der Depression leuchtet die Seele schwach und wie ein Streulicht.

Die Kraft unserer Selbstmanifestation, mit der wir uns jeden Augenblick als eigenes Wesen verwirklichen und in die Zukunft streben, ist die *Seelenglut*. Sie ist die Kraft unserer Lebensabsicht und unseres Lebensentwurfes.

Der Therapeut als Begleiter ist der Wegweiser für die Reise hinter die Finsternis. Deren Urform ist die Reise aus dem Wachsein in die Finsternis des traumlosen Schlafes zum Träumen und die Rückkehr durch den traumlosen Schlaf ins Wachen.

Die Schamanen haben mich gelehrt, Begleiter für die bewusste Reise hinter die Finsternis zu sein. Denn in der Depression geschieht spontan eine Bewusstseinsveränderung, eine Art Bewusstseins-Dissoziation oder -Regression. Oder wie bereits früher ausgedrückt: Wenn das Träumen der paradoxe Schlaf ist, weil das Bewusstsein »abgeschaltet« ist, der Körper aber voll Wachaktivität, ist die Depression das paradoxe Wachsein: Das denkende Selbstbewusstsein ist auf die Alltagswirklichkeit ausgerichtet, während der Körper in einem archaischen Dämmerzustand verharrt. Die depressive Veränderung des Bewusstseins wird von den herkömmlichen psychologischen und medizinischen Depressionsmodellen kaum als eigentliche Bewusstseinsveränderung verstanden. Doch liegt jeder veränderten Wirklichkeitserfahrung eine Bewusstseinsveränderung zugrunde, weil Bewusstsein und Wirklichkeit nur die beiden Pole unserer Daseinsgewissheit in der Welt sind.

Die Erfahrungen und Techniken des Core-Schamanismus bieten eine gute Grundlage zur Anleitung depressiver Menschen, sich aus der Blockierung in der Finsternis zu lösen und den Weg bis zu den Quellen der Lebenskraft fortzusetzen. Depressive Menschen können lernen, regelmäßig bewusst hinter die Finsternis zu reisen, um dort die Leuchtkraft der Seele zu stärken.

Depressive Menschen sind aufgerufen, die uns allen Menschen eigene Fähigkeit zur Erweiterung des Bewusstseins zu entwickeln. Dadurch haben sie nicht nur Zugang zu spirituellen Wirkkräften, sondern auch zu einem Bewusstsein, das über die erdgebundene materielle Welt hinaus in spirituelle Wirklichkeiten reicht. Letztlich ist es das Bewusstsein, mit dem wir Menschen die universelle Kraft zu beliebigen Formen von Wirklichkeiten verdichten können. Damit haben depressive Menschen ihre Wandlung abgeschlossen. Sie vollenden ihre Initiation.

Dieses Verständnismodell der Depression baut auf sogenannten *Metaphern der Kraft* auf, das sind Erlebnisformen der Kraft des Universums und der Lebenskraft.

Die Kraftmetaphern beziehen die Welt und den Fluss der Lebenskraft in die Beschreibung von Depression ein. Nur so gelingt es, die Hintergründe des depressiven Umwelt- und Vitalitätsverlusts zu verstehen. Dadurch offenbart sich uns auch die spezielle Art Lebenskraft, die depressiven Menschen mangelt.

Wir verwirklichen uns in der Welt, sie ist unsere eigene Wirklichkeit. Dazu gehört auch das Kranksein. Die Medizin und die Psychologie sollten in ihren Depressionsmodellen auch die dazugehörige Welt abbilden. Sie sollten das Ganze der Welt aus ihrer jeweiligen Perspektive spiegeln. Wenn der Arzt mit seinen Diagnosemethoden keine Anzeichen einer Krankheit feststellt, dürfte er nicht sagen, das Leiden sei psychisch, wie dies heute praktiziert wird. Er müsste eingestehen, dass er keine Mittel hat, Psychisches abzubilden. Andererseits müsste die Psychologie die materielle Welt auf dem Hintergrund der immateriellen Kräfte, wie sie in der Psyche des Menschen wirken, erklären können. Die Psychologie ist eine weltlose Wissenschaft, die sich immer auf die Welterklärungen der Naturwissenschaften abstützen muss. Das macht sie so schwach in ihrem Kampf um Gleichberechtigung.

Ärzte und Psychologen kämpfen mehr oder weniger offen um die Vorherrschaft. Die Ärzte behaupten sehr häufig, die eigentlichen Ursachen der Depressionen seien körperlicher Natur. Die Psychologen werfen der Medizin vor, lediglich Symptombekämpfung zu betreiben. Der Körper bringe nur die tiefer liegenden seelischen Ursachen zum Ausdruck.

Spiegelungen der Medizin

Der Arzt untersucht die körperlichen Ursachen und Auswirkungen der Depression. Aus medizinisch-naturwissenschaftlicher Sicht ist Depression vor allem ein durch Hirnstoffwechsel bedingtes Leiden. Der Arzt oder Psychiater behandelt mit wissenschaftlich erforschten Methoden, vor allem mit Medikamenten.

Die Medizin stützt sich auf die Weltsicht der Naturwissenschaften. Sie versucht alle Lebenserscheinungen zu objektivieren, d.h. eigentlich Sichtbarmachung des Materiellen, entweder durch direkte oder vermittelte Beobachtung, wie Labor-Untersuchungen, Röntgen, Tomographie, Spektroskopie etc. Was nicht sichtbar ist, gilt als »wahrscheinlich nur eingebildet«. Wir haben eine Medizin des Sichtbaren. Und natürlich gibt es hier großartige Leistungen, aber die Kräfte des Universums wirken nicht nur materiell. So ist sie nicht nur überfordert, das Unsichtbare auszumessen, sondern auch den gesellschaftlichen Auftrag zu erfüllen, die alleinige Autorität für die Wirklichkeit von Krankheiten zu sein. Hier kann sie nur versagen.

Die Naturwissenschaften haben alle Lebenskräfte materialisiert und biologisiert. Andere Wahrnehmungen der Kraft erklären sie als Einbildung. Sie liefern angeblich die letzten Ursachen für unser Leben und für die Welt.

Ich bewundere die Wissenschaften für diese Überzeugung und die Unerschütterlichkeit, mit der sie seit Jahrhunderten daran glauben. Dies spornt sie an, immer weiter nach den noch unerforschten Ursachen unseres Lebens zu suchen. Ihr Anspruch, das Universum von den Uranfängen bis zu seiner Unendlichkeit, vom Elementarteilchen bis zum Ende des Kosmos zu beschreiben und zu erklären, letztlich die Weltformel zu finden, scheint mir richtig. Nur den Anspruch zu stellen, dies sei die einzige Perspektive auf das Leben, scheint mir verwegen.

Heute beschwören alle die Ganzheit. Jede Richtung bemüht sich zu zeigen, dass sie den kranken Menschen ganzheitlich betrachte und behandle. Es gibt eine Ganzheitsmedizin, eine ganzheitliche Psychotherapie. Integration ist das Schlagwort zum Erreichen der Ganzheit. Jede Richtung übernimmt das Wissen und Können der anderen in die eigene Methode. Aus meiner Sicht ist dies eher ein Vermischen der unterschiedlichen Perspektiven des Menschen- und Krankheitsverständnisses.

Ganzheit ist Anfang und Ende, Alles und Eines, letzte Vollendung. Wir können immer nur auf dem Weg sein zur Ganzheit, aber wir erreichen sie nie, sie kann das erstrebte Ziel, die Orientierung unseres Daseins sein. Sich auf die Ganzheit hin zu entwerfen, bedeutet zunächst die Anerkennung der Beschränktheit des eigenen Standpunkts.

Spiegelungen der Psychologie

Die Psychotherapie spürt beim hilfesuchenden Menschen die innerseelischen und lebensgeschichtlichen Hintergründe der Depressionen auf: Traumata, Verluste, Vernachlässigung, Rückweisungen, Missbrauch, Misserfolge, überhöhte Ansprüche etc. Die Psychotherapie behandelt vor allem durch das Gespräch.

Obwohl die Psychologie sich mit den immateriellen Kräften befasst, hat sie dafür kein eigenes Weltbild geschaffen. Sie kümmert sich um die subjektive Wirklichkeit, die objektive überlässt sie den Naturwissenschaften.

Wir Menschen sind beseelte Wesen. Das Leben von der Einzelseele her auszufalten, ist ein ebenso berechtigter Standpunkt, wie das Universum aus den Atomen aufzubauen. Die Perspektive der Psychologie gründet im Wesenskern des Individuums. Sie untersucht die Seelenkräfte, ihre Entwicklung im Laufe der Geschichte, ihr Zusammenspiel, ihre Konflikte sowie die Beziehungen der Einzelwesen untereinander innerhalb der Familie und der Gemeinschaft. Sie sagt uns, welche Rollen wir als Einzelne in der Gesellschaft übernehmen können. Sie zeigt uns als ein mögliches Ziel die Selbstverwirklichung, weist uns den Weg, unser Ich mit dem, was überdauernd in uns schon angelegt ist, mit dem Selbst in Übereinstimmung zu bringen.

Die Psychologie hat sich in ihrem Standpunkt auf die Einzelseele beschränkt. Daher ist sie auf die Naturwissenschaften angewiesen, die Welt zu beschreiben, in der dieses Individuum in Gemeinschaft mit anderen Individuen lebt. Sie bezeichnet sich als die Wissenschaft des Bewusstseins und der Seele. Aus psychologischer Sicht hat nur der Mensch eine Seele. Folglich muss sie sich zur Erklärung der unbeseelten Welt auf die anderen Wissenschaften abstützen. Vielleicht ist es ihr wegen ihrer Weltlosigkeit noch nicht gelungen, auch als gesellschaftliche und politische Kraft volle Selbstständigkeit zu erlangen. Vielleicht trachtet die akademische Psychologie daher nach einer naturwissenschaftlichen Erklärung psychischer Phänomene.

Doch wir Menschen brauchen ein neues Verständnis unserer Einbettung in der Welt. Wir brauchen ein neues Weltmodell. Das alte ist zertrümmert, buchstäblich zu Staub zerfallen, von der Physik in subatomare Teile zerlegt worden. Wenn wir nach dem Modell der Naturwissenschaften zerlegt werden, und die Urgründe unseres Daseins und Krankseins in immer kleineren Strukturen gefunden werden, brauchen wir wieder eine Einbettung in das uns umgebende Ganze. Wir müssen aus der atomisierenden Vereinzelung, der zur Absolutheit getriebenen Individualisierung ausbrechen.

Menschen, die sich aus dieser einzigen Wirklichkeit zurückziehen, gelten als krank und werden von einer Todessehnsucht aus dem Leben gezogen. Vielleicht erstarren die Menschen darum am Übergang zur anderen Welt, weil sie in die Regionen jenseits des Todes kämen. Dabei gibt es viele Gründe, aus dieser allgegenwärtigen Wirklichkeit zu fliehen: Schutz vor Bedrohung, Ablehnung, Aussonderung, Missbrauch, Erniedrigung, Demütigung, Verlassenheit.

In der täglichen Praxis muss sich die Psychologie immer wieder von der naturwissenschaftlichen Medizin sagen lassen, dass psychische Leiden eigentlich organischen Ursprungs seien. Doch die Seele ist nicht organischen Ursprungs! Medizin und Psychologie sind eigene Standpunkte der Betrachtung des Menschen und der Welt. Die Medizin arbeitet mit den sich in der materiellen Welt manifestierenden Kräften des Universums.

Die Psychologie arbeitet mit den unsichtbaren Seelenkräften. Sie sieht den Menschen statt in der Außenwelt in der Innenwelt verwurzelt. Neben dem Bewusstsein spricht sie dem Menschen ein Unbewusstes oder Unterbewusstsein zu, ein personifizierter Un-Raum. Träume sind nach psychologischer Auffassung Produkte dieses Unbewussten. Träume als Wahrnehmungen der Kraft des Universums anzunehmen, würde wahrscheinlich den meisten Psychologen widerstreben.

Für die Psychologie ist die Zweiteilung des Universums in die subjektive Innenwelt des Individuums und die uns allen gemeinsame objektive Außenwelt essenziell. Die Psychologie definiert den Menschen aus seinem Innenleben heraus. Sie sieht ihn als durch sein Inneres bestimmt, dort findet sie seine Seele, seine Antriebskräfte, seine Gefühle und Streben, sein Wesen, sein Selbst und seinen Geist. Aus psychologischer Sicht verwirklicht sich der Mensch durch Verwirklichung seines Inneren. Auf dem Hintergrund der Innenwelt untersucht die Psychologie die individuelle Lebensgeschichte und das Zusammenleben in der Familie und die verschiedenen Formen der Gemeinschaft.

Mit den rasanten Fortschritten in der Verwirklichung des Gott zugeschriebenen Auftrags, uns die Erde untertan zu machen, hat der Mensch sich aus der Verwurzelung in der Welt gelöst, die

Zivilisation hat uns von unserem Ursprung abgetrennt. Daher brauchte der Mensch eine neue Heimat. Es ist das Verdienst der Psychologie, dass wir diese Heimat in uns selbst gefunden haben. Heute sind wir am anderen Extrem angelangt, wir glauben die Ursache unseres Seins in uns selbst zu finden. Die Erde ist weitgehend besiegt, das Universum ausgelotet. Wir haben die Wildnis in die unwegsamsten Gebiete der Erde zurückgedrängt.

Seit Sigmund Freud hat die Psychologie der in einzelne Atome zergliederten Außenwelt eine fein differenzierte Innenwelt entgegengesetzt. Sie hat uns allen eine persönliche Innenwelt geschenkt. Eine Welt die eigentlich nur mir allein gehört. Sie hat alle Lebenskräfte zu persönlichen Seelenkräften erklärt und ihre Entwicklung im Laufe des individuellen Lebens, ihr tagtägliches Wechselspiel, als Neurosen und Konflikte beschrieben. Sie hat die Lebensangst durch Erklärungen und Einsichten in die Dynamik der basalen Lebenskräfte einzudämmen versucht. Sie hat das Leben von der Geburt bis zum Tod als eine Entwicklungsgeschichte seelischer Prozesse beschrieben. Ihr verdanken wir das Verständnis der frühen Trotzphase, der Pubertät, der Sexualität, der Intelligenz, der Emotionen, der zwischenmenschlichen Beziehungen und der Kommunikation. Was im Zusammenhang mit dem Schamanismus wichtig ist: Die Psychologie hat in den letzten Jahren das menschliche Bewusstsein erforscht und scheint für alle menschlichen Phänomene Erklärungen und eine Sprache entwickelt zu haben.

Die Postulierung einer zunächst unantastbaren Innenwelt war wohl die adäquate Reaktion auf die den Menschen immer mehr wie eine Maschine zerlegenden Naturwissenschaften. Nur ist es genau den Naturwissenschaften gelungen, die dominierende Kraft des menschlichen Fortschritts zu werden. Es ist ihr gelungen, dem Menschen durch die technische Entwicklung den Existenzkampf wesentlich zu erleichtern und sich eben die Erde untertan zu machen. Der technische Fortschritt hat den westlichen Ländern gewaltigen Reichtum und eine Vorherrschaft über die anderen gebracht. Der Medizin ist es gelungen, viele Krankheiten zu besiegen und unser Leben erheblich zu verlängern.

Es scheint, als ob Psychologie und die Psychotherapie dem Vorbild der Medizin folgen würden, und in den Naturwissenschaften einen Partner suchten. Einstweilen bleiben sie darauf verwiesen, bei den Menschen Abhilfe für die nachteiligen Folgen der einseitig materiellen Entwicklung zu schaffen und die Menschen an die von der Technik und Wirtschaft gesetzten Leistungsmaßstäbe anzupassen.

In den letzten Jahren hat sie ihr Wissen um die von ihr geschaffenen Innenwelt des Menschen an die Technik verkauft. Heute wird mit psychologischen Techniken der Konsum angekurbelt. Werbung ist angewandte Psychologie. Zur Leistungssteigerung werden psychologische Gesetzmäßigkeiten angewandt. Der Umgang mit den Massenmedien inklusive das Internet setzen psychologische Fähigkeiten wie Abstraktionsvermögen voraus. Auch die Bildung ist völlig psychologisiert, die Ausbildung zum aktiven Mitglied in der technisch-wirtschaftlichen Gesellschaft ist.

Die Psychologie hat ihr Geschenk an die Menschen zurückgefordert und als Geschenk in ihr Bündnis mit der Technik und Wirtschaft eingebracht. Die nun die psychologischen Erkenntnisse technisch und wirtschaftlich nutzen. Sie hat uns eigentlich verraten.

Schon während des Studiums ist mir aufgefallen, dass diese Innen-Außen-Dichotomie nicht auf einer psychologischen Unterscheidung beruht. Man kann nur vom Inneren eines Menschen sprechen, wenn man ihn als objekthaften, materiellen Körper betrachtet. Das sind physikalische Masse. Und die Naturwissenschaften haben immer wieder dargelegt, dass das Innere des Körpers mit Organen gefüllt, kein Platz für eine Seelensphäre sei. Lediglich das Gehirn sei die Schaltstelle der neuronalen Steuerung: Hier lokalisierte man die stofflichen Korrelate für Affekte, Gefühle und Intelligenz. Damit war die unselige Identifizierung von Seele und Nerventätigkeit besiegelt. Immerhin sicherte dies Teilgebieten der Psychologie die Anerkennung als Naturwissenschaft.

Endlich nach Jahrzehnten war es der Psychologie damit gelungen aus dem Spannungsfeld zwischen Religion, Philosophie und Naturwissen zu entweichen und eine feste Partnerschaft einzugehen mit der Naturwissenschaft. Hier aber bleibt sie immer der unterlegene Partner. In dieser Verbindung ist es ihr nicht möglich, ein eigenständiges Wirklichkeits- und Menschenverständnis aufzubauen und damit die Entwicklung der Menschheit wesentlich weiterzubringen. Ihr bleibt nur die trotzige Unterordnung. Psychologie ist in der Rolle des Warners und Zudieners der Wissenschaften stecken geblieben. Sie nimmt sich den in unseren technischwirtschaftlichen Gesellschaften auftauchenden unerwünschten Nebenwirkungen an. Sie kümmert sich um die Überalterung, um die Folgen der Migration, der Gewalt, der Kriege, der unerwünschten Kinderlosigkeit.

Die Psychologie hat es verpasst eine gemeinsam erlebbare Innenwelt zu schaffen. Sie lässt uns allein mit unseren Innenwelterlebnissen. Sie können als rein subjektive Erlebnisse, als Einbildung,

Fantasie, ja Fantasterei, als Wahn, letztlich als psychische Krankheit beiseitegeschoben werden. Wir haben keine Alternativwirklichkeit zur naturwissenschaftlich-technischen Objektwelt. Wir brauchen dieses Gegengewicht, weil die Naturwissenschaften selbst dem Wahn verfallen sind, den Menschen oder wenigstens ihr ergebene Menschen zu produzieren.

Die Psychologie ist versunken in ihrer eigenen Innenwelt und hat jeden einzelnen von uns allein gelassen, sich selbst überlassen beim Versuch, die eigene Menschlichkeit zu retten. Gegen die Härte der grobstofflichen Welt, müssen die feinschwingenden Kräfte unserer Seele unterliegen, wenn wir sie nicht gemeinsam verdichten und uns wieder verbinden mit den Quellen dieser Kräfte.

Dabei treten diese Kräfte auch in Gruppen und Gemeinschaften auf. Wir spüren sie als gemeinsame Stimmung, als emotionale Atmosphäre, die freundlich, liebevoll, geladen, ja explosiv sein kann. Es gibt noch stärkere interpersonale Kräfte wie Liebe, Sympathie, aber auch Suggestion und Hypnose.

Dies sind alles feine Kräfte, um deren Verdichtung zu einer emotionalen Wirklichkeit sich die Psychologie hätte kümmern müssen. Ich meine damit nicht einfach die Phänomene der Massen- und Gesellschaftspsychologie oder Soziologie. Ich meine den Aufbau von Kraftfeldern, die wir als gemeinsame Wirklichkeit erkennen, in die auch die Natur, die Tiere, Pflanzen, die vier Elemente eingebettet sind. Welchen Stellenwert hätte wohl Geld in einer Wirklichkeit, deren stärkste Kraft die Liebe ist?

Die Psychologie hätte auch ein Wirklichkeitsmodell gemeinsamer Traumfähigkeiten entwickeln können. Beim Träumen können wir uns ohne Zeitverzögerung zu Bekannten an weit entfernte Orte versetzen, können an verschiedenen Orten gleichzeitig anwesend sein, können uns in andere Wesen verwandeln, mit Bäumen und Steinen kommunizieren. Dies tönt wie Science-Fiction, weil wir uns beschränkt auf die Gesetzmäßigkeiten von Raum und Zeit erleben. Fähigkeiten, die wir träumen können, sind wirkliche Fähigkeiten, wie anders könnten wir sie träumen? Aber auch hier erachtet die Psychologie als wirklich, was ihr die Naturwissenschaften vorschreiben.

Spiegelungen des Schamanismus

Der Weg aus der psychologischen Vereinzelung führt in die Wildnis. Dort erwacht unsere eigene Wildheit wieder. Sie ist unsere Verbindung zum Ursprung der Lebenskräfte. Dort wo sich Feuer, Wasser, Luft und Erde mit der Kraft zum Leben zusammenfinden. Ich habe mich auf die Suche nach der Wildnis und der wilden Kraft meiner Seele gemacht und bin auf die Schamanen gestoßen. Im Schamanismus wird der Mensch immer als Mitglied des größeren Ganzen verstanden. Für den Schamanen ist es wichtig zu wissen, wo und mit welchen Kräften er sich verbündet, dazu braucht er eine Vorstellung des Universums.

Wenn ich mich eingehüllt in die monotonen Klänge meiner Trommel auf die schamanische Reise begebe, regrediere ich nicht einfach auf archaische Einheitserlebnisse mit dem Universum. Meine *Seelenglut* führt mich zum Tanz mit der Kraft des Universums, dem Tanz meines Bewusstseins mit Ursprungskräften des Lebens außerhalb jeder Begrenzung durch Raum und Zeit und die Kategorien unserer Zivilisation.

Die Kraft begegnet mir so, wie mein Bewusstsein sie wahrzunehmen gelernt hat: als Wolf oder Eisbär, als weise Frau *Anaru* oder als mythische Gestalt des *Hcrus*. Sie sind Metaphern meiner *Seelenglut,* ihr Leben hat ihnen die Kraft des Universums eingehaucht. Gemeinsam tanzen wir die Heilung meiner Depressionen.

Aus psychologisch-wissenschaftlicher Perspektive würde man sagen, der Wolf sei eine Projektion meines Unbewussten. Der Wolf ist ein Teil von mir. Er ist jener Teil meiner Seele, die draußen im Universum geblieben ist. Im Wolf begegne ich mir selbst als Wesen der Wildnis. Ich bin ihm dankbar, dass er für mich durch die Wildnis streut. Er verbindet mich mit der Lebenskraft des Universums. Menschen, die ihr *Krafttier* verloren haben, sind ohne Verbindung zur Lebenskraft, sie sind krank. Vielleicht ist in der Depression die Verbindung zu meiner wilden Seele zerrissen. Meine *Seelenglut* beginnt zu erkalten, die engen Mauern der zivilisierten Alltagswelt rücken näher und näher. Ich mache mich auf in die Finsternis auf der Suche nach der Kraft.

Das Wesentliche dieser Schamanismus-Auffassung ist die Öffnung des Bewusstseins für die Wahrnehmung anderer Wirklichkeiten. Und die unmittelbare Erfahrbarkeit unserer Einbettung ins Ganze des Universums. Die Erfahrung der Lebenskräfte oder Grundkräfte des Lebens stärkt unsere Seele. Diese Auffassung ist weit entfernt von einem naiven Animismus, einer Regression auf archaische All-Einheitserlebnisse. Sie ist ein Ansatz zu einer transformierenden Regression, zur praktizierbaren Rückkoppelung des Bewusstseins mit den Urgründen unsers Daseins.

Schamanismus ist eine Fähigkeit der Seele.

Die durch die Zivilisation verlorenen Wurzeln finden wir nicht bei fremden Kulturen, mögen sie noch so primitiv und dadurch naturnah sein. Wir müssen jenseits aller Kulturen in der Wildnis unsere eigene Wildheit wiederfinden. Am nächsten ist sie uns in der Finsternis der Nacht. Träumen ist unsere nächtliche Reise in die Wildnis zu unserer eigenen Wildheit. Das Träumen ist uns näher als jedes Wissen der Schamanen.

VI
Das Licht hinter der Finsternis

Ich will hier Melanies Weg der Wandlung fortsetzen. Nach mehreren Seelenrückholungen hatte sie vorgeschlagen, selbst auf eine schamanische Reise zu gehen, wie ich sie bisher immer für sie gemacht hatte. Melanie fand auf der ersten Reise vier *Krafttiere*, einen Gorilla, einen Kolibri, einen Bär und einen Adler. Sie fühlte sich glücklich, endlich hatte sie eine zuverlässige Verbindung zur anderen Wirklichkeit, wohin es sie bislang immer wieder mit schlechtem Gewissen gezogen hatte. Sie fühlte sich nicht mehr allein.

Das schamanische Verständnismodell der Depression ist gemeinsam mit meinen Klientinnen und Klienten entstanden. Es war die gemeinsame Suche, das Unsagbare zu verstehen, eine Orientierung in der Finsternis, einen Pfad durch Hilflosigkeit und Angst zu finden.

Das Meta-Modell der Depression ist ein Kompass auf einem Weg, den jeder und jede selbst gehen muss. Eine Landkarte gibt es nicht, weil es kein festes Land gibt. Die Welt des depressiven Menschen ist eben nicht die alltägliche, die allgemeingültige Welt, die man in Landkarten aufzeichnen kann. Das ist eines der wesentlichen Kennzeichen dieser »Krankheit«. Der depressive Mensch wandert durch ein Land, das vor ihm oder ihr immer wieder neu entsteht.

Depression ist ein lebenslanger Entwicklungsprozess, dessen vorläufiges Ziel nur der Tod sein kann. Depression ist nicht eine

Krankheit von der Art: Wunde geheilt, Schmerz weg, Heilung vollendet. Nach der Rückkehr ins Alltagsleben geht die Weg-Suche weiter. Lebensmut, Kraft, Freude, sind wieder spürbar, aber eben auch das Wissen um die Fähigkeit, immer wieder in die Finsternis zurückkehren zu können. Die Initiierten müssen sich der Herausforderung der spirituellen Kräfte stellen.

Wir Menschen müssen immer wieder in die Keimzone der Lebenskraft, in die Finsternis zurückkehren, um Kraft für die Verwandlung unseres Wesens aufzunehmen. Dort stärken wir auch unsere *Seelenglut,* unser ureigenes Leuchten, mit dem wir uns die Welt öffnen.

Melanies Wandlung

Melanie war nun fähig, allein zu reisen. Sie freute sich und war doch ängstlich, ihre erste Reise allein zu Hause zu machen. Ich erinnerte sie daran, dass ihre *Verbündeten* ihr beistehen würden, wiederholte auch noch einmal, dass diese Wesenheiten den Kontakt zu ihr wünschen, weil sie nur durch ihre Vermittlung in der materiellen Welt wirksam werden könnten: »Du bringst ihre Kraft in der Alltagswirklichkeit zur Wirkung. Das ist dein Geschenk an deine *Verbündeten.*«

Melanie berichtete mir in der folgenden Sitzung, dass sie unsicher sei, die Antwort des Bären richtig verstanden zu haben. Sie habe drüben speziell ihn gerufen, er sei ihr auch erschienen. Sie habe ihn gebeten, ihr zu zeigen, was ihre Bestimmung sei. Er habe sie hoch hinauf in die Berge geführt und ihr bedeutet, sich neben ihm auf dem Felsvorsprung hinzusetzen. Lange habe der Bär dagesessen und in eine kleine Vertiefung hinuntergeschaut. Mit der Zeit habe sich bei ihr der Eindruck festgesetzt, in jener

Senke müsse einst ein See gewesen sein. Jetzt lagen Steine dort, überwachsen mit gelbem Bergenzian.

Melanie fragte mich: »Ist meine Bestimmung, in die Berge hinaufzugehen?«, und fuhr entrüstet fort: »Das kann es doch nicht sein, ich muss doch etwas Nützliches tun, etwas, das anderen Menschen nützt.«

Ich erklärte Melanie, dass ich ihr auf ihre Frage keine Antwort geben könne. Sie solle mit der Kraft ihrer Entrüstung nochmals zum Bären gehen und ihn fragen, wie seine Antwort zu verstehen sei.

Meine Antwort verunsicherte sie, ja sie befürchtete, ich könnte mich nun zurückziehen. Ich erklärte Melanie, dass meine Rolle sich nun noch mehr darauf beschränke, ihr zum Kontakt mit den *Verbündeten* zu helfen: »Wissen und Kraft findest du nun bei deinen *Krafttieren* und bei deiner Eiche.«

Wieder bäumten sich alle Vorurteile gegen die spirituelle Seite in ihr auf: »Jahrzehntelang habe ich dagegen gekämpft, in mich hineinzuversinken, weil man von mir immer gefordert hat dazusein, pflichtbewusst zu sein. Nun soll ich genau dort Kraft und Wissen holen!«

Ich verstand Melanies Auflehnung. Dennoch entgegnete ich ihr: »Geh zum Bären, schenke ihm die Kraft deiner Auflehnung.«

Ich will hier nicht ihre ganze Auseinandersetzung wiedergeben, die Melanie während vielen Reisen mit ihrem Bären-Geist führte. Sie begann den Sinn seiner Antworten zu ahnen, als sie das erste Mal in ihrem Leben allein eine Woche Ferien in einer Berghütte in den Bündnerbergen verbrachte. Als sie zurückkam, war sie voller Kraft: »Dort bin ich ein anderer Mensch, ich spüre, wie viel Kraft eigentlich in mir ist, ich spüre mich den Bergen ganz nahe, beinahe verwandt, ich kann mit den Pflanzen reden und die Ausstrahlung der Felsen körperlich spüren.«

Dann wechselte sie den Ton: »Aber ich kann doch nicht dorthin gehen. Hier ist mein Zuhause, hier sind meine Kinder aufgewachsen, hier habe ich Arbeit gefunden.«

Ich verstand Melanie nur zu gut, dennoch konnte ich nicht mehr sagen als: »Melanie das ist unser Zwiespalt. Aus schamanischer Sicht ist dein Platz in den Bergen. Aber als sozialisierte, angepasste Frau findest du viele Gründe, warum dein Platz hier ist. Wir lassen uns von unserer Vernunft leiten und bezahlen dafür unseren Preis. Aber vielleicht kannst du hier in deiner Umgebung draußen in der Natur einen Kraftplatz finden, den du mit Hilfe deiner *Krafttiere* mit der Kraft der Berge verbindest. Vielleicht findest du dort oben einige Steine, die du an den Platz hier unten bringen kannst. Frage deine *Verbündeten*.«

Melanie hatte bereits mehrere Kraftplätze in ihrer Umgebung ausfindig gemacht. Neu für sie war, diese mit der Kraft der Berge zu verbinden.

Immer wieder kamen wir auf das Thema des »Nützlichseins, seine Pflicht erfüllen«. Melanie konnte sich derart ahnungslos und bedürftig geben, dass sie mich immer wieder verleitete, ihr meine Ansichten zu dozieren, statt sie zu ihren Lehrern zu schicken. Obwohl Melanies Mitte immer stärker wurde, war sie fixiert darauf, nur durch Leistung sinnvoll zu leben.

Ich griff auf ihre Auseinandersetzung mit dem Bären und ihre Erfahrung in der Berghütte zurück: »Du bist dazu erzogen worden, für die anderen Menschen nützlich zu sein. Du betreust betagte Menschen, du hilfst, ihr Leben zu verlängern, länger unter uns Menschen zu weilen. Hier bist du ein angepasstes Wesen, mit einer Rolle und einer Funktion. Der Bär hat dir gezeigt, dass deine Bestimmung in den Bergen ist. Dort spürst du am meisten *Seelenglut,* du spürst deine wilde Kraft, bist ganz du selbst. So trägst du zur Harmonie des Universums bei und damit zur Gesundheit aller Menschen. Melanie, du bist ein Geistwesen, dort wo deine Seelensonne am hellsten strahlt, bist du für alle, die Menschen, die Tiere, die Pflanzen am nützlichsten, wenn Nützlichkeit überhaupt ein Kriterium für Lebenssinn ist.«

Ich konnte mir eine Verallgemeinerung nicht verkneifen: »Würden die Menschen mehr darauf achten, wo ihr Platz im Kraftfeld des Universums ist, würde unsere Welt harmonischer sein, es würde uns allen besser gehen.« Ich bereute die Worte, kaum hatte ich sie ausgesprochen. Warum sollte ich Melanie mit Lebensweisheiten bedrängen.

Als es wieder auf den Winter zuging, fragte Melanie: »Werde ich nun nie mehr depressiv, wenn ich weiterhin regelmäßig meine Reisen mache, wie du vorgeschlagen hast?«

Ich hatte Melanie längere Zeit nicht mehr gesehen. Sie meldete sich nur noch sporadisch für Kontrollsitzungen. Melanies Frage enttäuschte mich, wie ein Stromstoß durchfuhr mich eine Wut. Ich rang eine Weile mit mir. So wie Melanie fragte, schien es, als wenn sie die Reisen als eine Art Pflichtübung zum Verhindern weiterer Depressionen absolvierte. Nein, das konnte nicht hinter ihrer Frage stecken. Es musste ihre tiefsitzende Angst vor einer weiteren Winterdepression sein.

Ich mochte Melanie nichts vormachen: »Melanie, du kannst immer wieder depressiv werden. Die Depression ist deine frühere Art, die Reise hinter die Finsternis anzutreten. Wenn du wieder so auf Reisen gehst, nütze alles, was du gelernt hast, lass dich die Reise in die Finsternis fortsetzen. Nimm deine letzte Kraft, deinen letzten Funken *Seelenglut*, und halte nach dem Licht hinter der Finsternis Ausschau. Wenn du spürst, dass du müde wirst, immer weniger Kraft hast, vergeude sie nicht beim Versuch hierzubleiben, richte deine Absicht auf das Licht jenseits der Finsternis, such den anderen Ausgang aus dem Tunnel. Du hast dies nun viele Male geübt, es wird dir wieder einfallen!«

Bei den ersten Anzeichen einer erneuten Depression kehrte Melanie reflexartig zu ihrer alten Methode zurück. Sie kämpfte verzweifelt hierzubleiben, steckte jedoch tief in der Finsternis. Sie konnte kaum noch arbeiten, lag in der Freizeit die ganze Zeit erschöpft im Bett. Reisen konnte sie nicht mehr, sie geriet nur noch in tiefere Blockierung.

Melanie bat mich, für sie drüben Kraft zu holen. Den ganzen Winter hindurch kam sie in regelmäßigen Abständen. Ich ging zu meinen *Verbündeten,* bat sie um Kraft für Melanie. Immer wieder brachte ich ihr die verlorene Seelenkraft zurück, was ihr in Paniksituationen half und sie jeweils wieder für ein bis zwei Wochen stärkte.

Es war seltsam, sie schickte mich auf Reisen in die andere Wirklichkeit, wiederholte daneben aber unablässig die alten Vorurteile gegen den depressiven Rückzug aus der Alltagswirklichkeit. Ich verfluchte das Unwissen unserer Gesellschaft. Wir legen uns doch jede Nacht schlafen, und holen dort die *Keimkraft des Lebens.* Warum konnte Melanie sich nicht von dem gesellschaftlichen Maßstab lösen, dass allen diese Zeit des Schlafes ausreichen musste. Warum konnte niemand anerkennen, dass es Winterschlaf-Menschen gibt. Oder einfach Menschen, die noch näher unserer ursprünglichen Verbindung zur Wildheit, zu den spirituellen Kräften sind, die öfters dorthin gehen müssen.

Melanie konnte ich dieses Unwissen nicht zur Last legen. Sie kämpfte mit letzter Kraft, und so wie es tief in sie eingeprägt war, ging es ihr ums Überleben.

Auch als sie die Winterdepression überstanden hatte, weigerte sich Melanie noch lange Zeit, das Reisen wieder aufzunehmen. Sie hatte den Glauben an ihre Fähigkeit, sich drüben Kraft zu holen, verloren. Etwas anderes kam uns zu Hilfe. Melanie hatte ein

Jahr zuvor an einem von mir organisierten Traumseminar teilgenommen. Hier fiel Melanie dadurch auf, dass sie ganz eindrückliche, wirklichkeitsnahe Träume hatte. Immer wieder träumte sie sich in kraftvollen Naturlandschaften, großen Wäldern, schäumenden Strömen, Wasserfällen, lodernden Feuern.

Diese Traumerlebnisse gaben Melanie den Glauben zurück, dass sie mit der Kraft des Universums, mit der Kraft der Wildnis verbunden war. Sie ermutigten Melanie, wieder Reisen zu unternehmen. Dennoch wollte sie auf gelegentliche Kraftzeremonien nicht ganz verzichten. Melanie bat ihre *Verbündeten* immer wieder um Kraft und Hilfe, ihre Gespaltenheit zu überwinden. Eines Tages schrieb sie mir: »Seit ich in letzter Zeit … einige Male ›geschnuppert‹ habe, wie es anders sein könnte, finde ich mein Leben immer unerträglicher. Der Kontrast ist zu hart. Nach unserer letzten Zeremonie fühlte ich mich mehr als eine Woche wunderbar. Das Leben war leicht und schön. Ich habe manchmal weinen müssen vor Freude und Erleichterung. Harmonie und Friede und kein Kämpfen.

Dann wurde ich wieder müde … Aber ich sehe nun ›Morgenrot‹, wenn auch erst einen schmalen Streifen.«

Melanie begann, immer mehr Zeit in der Natur, vor allem in den Bergen zu verbringen. Die *Krafttiere* führten sie immer wieder an Kraftplätze in der Natur, wo sie sich in die Kraft dieses Ortes einschwingen konnte. Sie zeigten ihr auch, wie sie entlang der Kraftlinien in der Natur gehen könne, um so viel körperlich spürbare Kraft in sich aufzunehmen.

Die größte Veränderung aber war, dass sie es hinnehmen konnte, eine sogenannte Mond- und Winterschlaffrau zu sein. Bei absteigendem Mond nahm auch ihre Energie ab, genauso in der Winterzeit. Sie lernte, wenn auch widerstrebend, sich in jenen Zeiten mehr zu schonen, sich viel mehr Ruhe zu gönnen.

Melanie hat auch Kontakt zu Menschen gefunden, die ihr mitgeholfen haben, eine Nische in unserer Alltagswelt zu schaffen, die ihr erlaubt, in Übereinstimmung mit den Rhythmen der Natur ihr Leben einzuteilen.

Der letzte Station ihrer Entwicklung war ein Heiltraum, den sie ausgerechnet im Dezember hatte, zu einer Zeit in der sie früher regelmäßig in tiefe Depressionen verfallen war.

Melanie träumte sich bei einem Arzt auf einem Operationstisch liegend: Alles war in Weiß. An der linken Seite ihres Kopfes stand ein Arzt, an der rechten Seite eine Ärztin. Beide führten Kanülen seitlich in ihren Schädel ein, die je mit einem Tank mit Heilmittel verbunden waren. Aus beiden Tanks lief eine Heilflüssigkeit in ihren Kopf. Der Arzt äußerte Bedenken, dass Melanie zu viel von dem Heilmittel abkriegen könnte. Die Ärztin beschwichtigte ihren Kollegen, diese Frau ertrage und brauche viel.

Seit diesem Traum fühlt sich Melanie in sich zentriert, die beiden sie immer wieder zerreißenden Seiten melden sich nicht mehr. Melanie selbst hat das Gefühl, sich selbst gefunden zu haben.

Anhang

Glossar

Bewusstsein
Metapher der Kraft: die Kraft unserer Gewissheit, als selbstbewusste Wesen, aufgehoben im Ganzen des Universums, da zu sein. Bewusstsein und Wirklichkeit sind zwei Pole einer Einheit. Wir werden uns immer im Wahrnehmen, Denken, Verhalten, Fühlen der Umwelt bewusst.

Bewusstseinsveränderung
Beim Absinken der Kraft durch Ermüdung etc. öffnet sich das Bewusstsein für entwicklungsgeschichtlich frühere Zustände (Bewusstseins-Regression) bis hin zum »All-Einheits«-Erleben der Traumzeit. Schamanen lösen diese Bewusstseinserweiterung absichtlich mittels Trommeln. Tanzen oder halluzinogener Pflanzen aus, um Zugang zu anderen Wirklichkeiten zu erlangen.

Core-Schamanismus
Michael Harner, Professor für amerikanische Anthropologie und Schamanismusforscher, hat die universellen Techniken vieler schamanischer Traditionen auf ihr Wesen verdichtet und für westliche Menschen praktizierbar gemacht.

Ethno-Schamanismus
Traditionelle schamanische Rituale und Heilpraktiken bestimmter indigener Völker, wie z. B. indianischer oder sibirischer Stämme.

Keimkraft des Lebens

Lebenskraft aus der Erde. Jener Pol der Lebenskraft, den wir in verändertem Bewusstseinszustand als Leuchten hinter der Finsternis, in der Erde, in der Gebärmutter finden (siehe Wachstumskraft).

Meta-Schamanismus

Schamanischer Ansatz, das Potenzial spiritueller Kraft menschlicher Alltags- und Grenzerfahrungen zu verstehen und zur Selbst- und Fremdheilung, z. B. von Depressionen, zu nutzen.

Schamanenkraft

Die im und durch den Schamanen wirkende Kraft des Universums, die er auf seiner Reise in die *Nichtalltägliche Wirklichkeit* bei seinen *Verbündeten* findet. Sie ist die von der *Keimkraft* der Erde genährte *Seelenglut,* die Heilkraft depressiver Blockierung der spirituellen Entwicklung.

Schamanismus

Die älteste Praxis, Bewusstseinsveränderung für Heilung und für Gewinnung von universellem Wissen einzusetzen. Eine Ansammlung von Zeit überdauernden Heilpraktiken, weder Weltanschauung noch Religion.

Schamanische Kosmologie

Schamanen ordnen ihre Erfahrungen in eine Kosmologie ein. Die *schamanische Reise* führt aus der Alltagswirklichkeit in die *Untere* oder *Obere Welt* der *Nichtalltäglichen Wirklichkeit,* einer raumzeitlosen (Parallel-)Welt der Kräfte. Gesundheit ist Leben in Harmonie mit den Kräften des Universums. Das Universum ist eine Einheit, in der alles lebt und beseelt ist.

Schamanische Reise

Absichtlich unternommene Bewusstseinsreise in andere Wirklichkeiten, Kernelement vieler schamanischen Traditionen. In der *schamanischen Trance,* induziert durch monotones Trommeln, Singen oder Tanzen, reisen die Schamanen durch eine Schwellenzone, z. B. einen dunkeln Tunnel, in die *Nichtalltägliche Wirklichkeit* zu ihren *Verbündeten.* Die *Krafttiere* bzw. *spirituellen Lehrer* führen die Schamanen zu Kraft und Weisheit, die sie in die Alltagwirklichkeit zurückbringen.

Seele

Metapher der Essenz der Lebenskraft. In der Seele kristallisiert die Kraft des Universums zur individuellen Wesenskraft.

Seelenglut

Als Absicht, Motivation, Leidenschaft gebündelte Seelenkraft, die uns mit »jeder Faser unseres Wesens« und im Einklang mit der Kraft des Universums handeln lässt. In der Depression glimmt die Seelenglut nur noch schwach, wir verlieren Sinn, Orientierung und Kraft. Die Seelenglut weist dem Schamanen den Weg durch die Finsternis zu den Quellen der Lebenskraft.

Seelenrückholung

Die Seele scheint mit einem Schutzreflex ausgestattet, angesichts eines Traumas »Teile« ihrer Kraft abzuspalten, die sich in der *Nichtalltäglichen Wirklichkeit* »verbergen«. Seelenrückholung ist ein schamanisches Heilritual, mit dem diese Seelenteile wieder »zurückgeholt« werden.

Schwellenelement

Feuer, Erde, Luft und Wasser sind Kräfte an der Schwelle: Sie sind

»Bestandteile« aller materiellen Erscheinungen und transformieren diese wieder in die reine Kraft des Universums.

Wachstumskraft
Lebenskraft aus der Sonne. Kraftpol der Helle, des Tages, des Alltagsbewusstseins.

Literatur

Zum Thema Schamanismus
Carlos, Castaneda: *Reise nach Ixtlan*. Die Lehre des Don Juan. München, 1975.
Cowan, Tom: *Schamanismus*. Eine Einführung in die tägliche Praxis. Kreuzlingen/München, 1997.
Eliade, Mircea: *Schamanismus und archaische Ekstasetechnik*. Frankfurt/Main, 1975
Harner, Michael: *Der Weg des Schamanen*. Ein praktischer Führer zu innerer Heilkraft. Kreuzlingen/München, 1999.
Hultkrantz, Åke: *Schamanische Heilkunst und rituelles Drama der Indiander Nordamerikas*. München, 1994.
Ingerman, Sandra: *Auf der Suche nach der verlorenen Seele*. Der schamanische Weg zu innerer Ganzheit. Kreuzlingen, 1998.
Ingerman, Sandra: *Welcome Home. Die Heimkehr der Seele*. Schamanische Selbstheilung. Kreuzlingen/München, 1999.
Kraft, Hartmut: *Über innere Grenzen*. Initiation in Schamanismus, Kunst, Religion und Psychoanalyse. München, 1995.
Sandner, Donald: *So möge mich das Böse in Scharen verlassen*. Eine psychologische Studie über Navajo-Heilrituale. Düsseldorf, 1994.

Uccusic, Paul: *Der Schamane in uns.* Schamanismus als neue Selbsterfahrung, Hilfe und Heilung. Kreuzlingen/München, 1994.

Walsh, Roger N.: *Der Geist des Schamanismus.* Zürich, 1992.

Zum Thema Depression

Battegay, Raymond: *Depression.* Psychophysische und soziale Dimension, Therapie. Bern, 1991.

Hell, Daniel: *Welchen Sinn macht Depression.* Ein integrativer Ansatz. Reinbek bei Hamburg, 1994.

Josuran, Ruedi/Hoehne, Verena/Hell, Daniel: *Mittendrin und nicht dabei.* Mit Depressionen leben lernen. Zürich 1999.

Kuiper, Piet C.: *Seelenfinsternis.* Die Depression eines Psychiaters. Geist und Psyche. Frankfurt 1997.

Peseschkian, Nossrat/Boessmann, Udo: *Angst und Depression im Alltag.* Eine Anleitung zu Selbsthilfe und positiver Psychotherapie. Frankfurt, 1998.

Riemann, Fritz: *Grundformen der Angst.* Eine tiefenpsychologische Studie. München, 1997.

Woggon, Brigitte: *Ich kann nicht wollen!* Berichte depressiver Patienten. Bern, 1998.

Literatur verwandter Themenbereiche

Campbell, Joseph: *Die Kraft der Mythen.* Bilder der Seele im Leben des Menschen. Zürich 1995.

Elias, Norbert: *Über die Zeit.* Frankfurt/Main, 1988.

Goodman, Felicitas D.: *Trance, der uralte Weg religiösen Erlebens.* Rituale, Körperhaltungen und ekstatische Erlebnisse. Gütersloh, 1992.

Gebser, Jean: *Einbruch der Zeit.* Schaffhausen, 1995.

Grof, Stanislav und Christina: *Spirituelle Krisen.* Chancen der Selbstfindung. München, 1990.

Levine, Peter A.: *Trauma-Heilung*. Das Erwachen des Tigers. Unsere Fähigkeit traumatische Erfahrungen zu transformieren. Essen, 1998.

Moody, Raymond A.: *Leben nach dem Tod*. Reinbek bei Hamburg, 1978.

Pinkola Estés, Clarissa: *Die Wolfsfrau*. Die Kraft der weiblichen Urinstinkte. München, 1993.

Tulku, Tarthang: *Raum, Zeit und Erkenntnis*. Aufbruch zur neuen Erfahrung von Welt und Wirklichkeit. Reinbek bei Hamburg, 1986.

Varela, Francisco: *Traum, Schlaf und Tod*. Grenzbereiche des Bewusstseins. Der Dalai Lama im Gespräch mit westlichen Wissenschaftlern. München, 1997.

Adressen

Foundation for Living Shamanism and Spirituality
FLSS / Dr. Carlo Zumstein
Postfach 14
CH-8484 Weisslingen
E-Mail: info@flss.ch
www.flss.ch

Aktuelle Termine von Sandra Ingerman:
www.sandraingerman.com